中国精神障碍防治指南丛书

抑郁障碍防治指南

主编单位　中华医学会

主　　编　江开达
副 主 编　朱紫青

北京大学医学出版社

YIYU ZHANGAI FANGZHI ZHINAN

图书在版编目（CIP）数据

抑郁障碍防治指南/江开达主编. —北京：北京大学医学出版社，2007.6

（中国精神障碍防治指南丛书）

ISBN 978-7-81116-260-8

Ⅰ.抑… Ⅱ.江… Ⅲ.抑郁症—防治—指南 Ⅳ. R749.4-62

中国版本图书馆 CIP 数据核字（2007）第 049497 号

抑郁障碍防治指南

主　　编： 江开达
出版发行： 北京大学医学出版社（电话：010-82802230）
地　　址： （100191）北京市海淀区学院路 38 号　北京大学医学部院内
网　　址： http://www.pumpress.com.cn
E — mail： booksale@bjmu.edu.cn
印　　刷： 北京东方圣雅印刷有限公司
经　　销： 新华书店
责任编辑： 李小云　**责任校对：** 金彤文　**责任印制：** 张京生
开　　本： 850mm×1168mm　1/32　**印张：** 5　**字数：** 128 千字
版　　次： 2007 年 6 月第 1 版　2012 年 3 月第 16 次印刷
书　　号： ISBN 978-7-81116-260-8
定　　价： 11.50 元

版权所有，违者必究

（凡属质量问题请与本社发行部联系退换）

《中国精神障碍防治指南》编写委员会

名誉主任 沈渔邨
主　任 张明园　舒　良
学术秘书 张鸿燕
委　员 （以姓氏笔画为序）
　　　　　马　崔　王祖䜣　刘协和　严　俊　杨德森
　　　　　沈其杰　沈渔邨　张　立　张明园　陈远光
　　　　　陈彦方　周东丰　赵旭东　顾牛范　黄明生
　　　　　舒　良　蔡焯基

抑郁障碍防治指南

主　编 江开达
副主编 朱紫青
编　者 （以姓氏笔画为序）
　　　　　马　弘　王向群　王祖䜣　汤宜朗　孙学礼
　　　　　李　鸣　张明园　季建林　胡　建　梅其一
　　　　　蔡焯基

前　言

由卫生部疾病预防控制局、中国疾病预防控制中心精神卫生中心和中华医学会精神病学分会牵头，编写《中国精神障碍防治指南》（以下简称《指南》）。现已完成的是：精神分裂症、抑郁障碍、双相障碍、老年期痴呆和儿童注意缺陷多动障碍（ADHD）。它们是《中国精神卫生工作规划，(2002～2010年)》（以下简称《规划》）中规定的重点疾病。

精神分裂症及双相障碍（旧称躁狂抑郁症），无疑是目前我国精神科服务的重点，而且在今后一段时间内仍然是我国专科服务的重点病种。抑郁障碍，则包括一组以情绪低落为主要表现的精神疾病或精神障碍，患病率相当高，正在日益引起人们的重视。以上三类精神疾病，均被世界卫生组织列为造成主要劳动力年龄段（15～45岁）的十大主要致病病种。随着人口的老龄化，老年期痴呆将为今后一段时期中，致残率增长最快的精神障碍。ADHD（旧称多动症），则为儿童最常见的精神障碍。

本《指南》参考和借鉴了国内外最新研究成果和指导建议，国际精神药物治疗规程委员会（IPAP）以及美国哈佛医学院的专家也多次提出咨询建议。在格式方面则参照卫生部和高血压联盟制定的《中国高血压防治指南》（试行本）。

本《指南》的指导思想之一是：精神分裂症、抑郁障碍、双相障碍和ADHD的发生和发展，都是生物-心理-社会因素综合作用的结果，它们的防治必须采取生物-心理-社会的综合措施。合适的精神药物治疗对上述疾病有肯定的效果，但是不能忽视也不能偏废心理社会干预。老年期痴呆虽以生物学因素为主，但在干预方面，社会心理干预仍占重要地位。

本《指南》的另一指导思想是上述各类精神障碍，都呈慢性或慢性发作性过程，因而需要全病程防治。在病程的不同阶段，采用以人为本的不同措施。在《指南》的编写中，还考虑到我国的国情和现实的社会经济发展水平，特别是与我国情况相应的卫生经济学原则。

《指南》的读者主要是在第一线服务的精神卫生工作者，包括专科医师、通科医师、综合医院心理科医师、临床社工师以及精神卫生管理人员。

本《指南》的起草委员会，包括来自全国各省市的50余名精神科临床及精神卫生预防管理的专家。老年期痴呆部分，还邀请神经科和老年科专家，参与编写和审稿。

精神分裂症、抑郁障碍和双相障碍防治指南的试行本，于2003年9月推出。承全国同道在试行中，提出不少宝贵意见和建议，成为本《指南》修改和定稿的重要参考依据。实践是检验真理的唯一标准，我们竭诚期望大家在本《指南》的实施中，继续批评指正，使《指南》日臻完善。

张明园　舒　良

2006年9月

目 录

1 抑郁障碍的概念 ··· 1
2 抑郁障碍的流行病学及防治现状 ··· 2
   2.1 国际抑郁障碍流行病学 ··· 2
   2.2 我国（包括台湾及香港）抑郁障碍流行病学 ···················· 3
   2.3 我国抑郁障碍防治现状和任务 ··· 4
3 抑郁障碍发生的相关因素 ·· 6
   3.1 相关因素 ·· 6
   3.2 抑郁障碍所导致的问题 ··· 14
4 抑郁障碍的临床评估及诊断分类 ··· 16
   4.1 临床评估 ·· 16
   4.2 抑郁障碍的诊断标准与分类 ··· 25
   4.3 临床量表的应用 ·· 30
5 抑郁障碍的治疗 ·· 34
   5.1 抑郁障碍的治疗目标 ·· 34
   5.2 抑郁障碍的药物治疗 ·· 34
   5.3 抑郁障碍的心理治疗 ·· 65
   5.4 心理治疗与药物治疗的合用 ··· 74
   5.5 抑郁障碍的电痉挛治疗 ··· 75
6 抑郁症药物治疗流程 ·· 80
7 特殊人群的抑郁障碍 ·· 81
   7.1 儿童青少年抑郁障碍 ·· 81
   7.2 女性与抑郁障碍 ·· 82
   7.3 老年期抑郁障碍 ·· 85
   7.4 躯体疾病与抑郁障碍 ·· 88
   7.5 精神分裂症后抑郁障碍 ··· 93
   7.6 精神活性物质滥用、非精神活性物质与抑郁障碍 ··········· 94

8 抑郁障碍与自杀 …… 97
- 8.1 自杀的流行病学研究 …… 97
- 8.2 自杀与自杀企图 …… 98
- 8.3 自杀的危险因素 …… 98
- 8.4 抑郁障碍亚型与自杀 …… 100
- 8.5 自杀的检查与评估 …… 102
- 8.6 自杀预防 …… 105

9 抑郁障碍的人群防治 …… 109
- 9.1 政策和各部门的支持 …… 109
- 9.2 人员培训 …… 111
- 9.3 精神卫生的健康教育 …… 114
- 9.4 心理社会干预 …… 116
- 9.5 心理应激应对模式的指导 …… 120
- 9.6 疾病与危险因素监测 …… 121
- 9.7 人群防治计划的设计与评估 …… 121

10 抑郁障碍防治指南的实施 …… 125
- 10.1 《中国精神卫生工作规划（2002～2010年）》中与抑郁障碍防治有关的指标 …… 125
- 10.2 加强卫生部门的主导作用，协调多部门参与精神疾病防治工作 …… 127
- 10.3 广泛开展《指南》宣传和培训，提高专业人员防治重点精神疾病的业务水平和工作能力 …… 128
- 10.4 开展健康教育，提高重点精神疾病防治知识知晓率 …… 128
- 10.5 多渠道筹集资金，共同促进《指南》推广 …… 129
- 10.6 加强《指南》实施信息收集与评估，增强《指南》的指导性 …… 129

附录 …… 130
- 汉密顿抑郁量表（HAMD） …… 130
- Montgomery-Åsberg 抑郁量表（MADS） …… 135
- Beck 抑郁自评问卷（BDI） …… 138
- Zung 抑郁自评量表（SDS） …… 142

汉密顿焦虑量表（HAMA） ……………………………… 144
Zung 焦虑自评量表（SAS） ……………………………… 145
参考文献 …………………………………………………… 147

抑郁障碍的概念

抑郁障碍是一种常见的心境障碍,可由各种原因引起,以显著而持久的心境低落为主要临床特征,且心境低落与其处境不相称,临床表现可以从闷闷不乐到悲痛欲绝,甚至发生木僵;部分病例有明显的焦虑和运动性激越;严重者可出现幻觉、妄想等精神病性症状。多数病例有反复发作的倾向,每次发作大多数可以缓解,部分可有残留症状或转为慢性。

抑郁障碍主要包括:抑郁症、恶劣心境、心因性抑郁症、脑或躯体疾病患者伴发抑郁、精神活性物质或非成瘾物质所致精神障碍伴发抑郁、精神病后抑郁等。

抑郁症至少有 10% 的患者可出现躁狂发作,此时应诊断为双相障碍。

2 抑郁障碍的流行病学及防治现状

2.1 国际抑郁障碍流行病学

抑郁障碍的流行病学研究已有大量报道,由于抑郁症诊断概念及分类上的意见分歧,特别是早期的研究未将单相抑郁症和双相障碍分开,故所报道的患病率和发病率数字相差甚远。

1984美国国立卫生研究所(NIH)在流行病学责任区(epidemiologic catchment area,ECA)进行的调查,发现抑郁症的终生患病率为4.9%;恶劣心境为3.3%(Regier,1988)。至1994年的另一项调查,抑郁症的终生患病率为17.1%,恶劣心境为6%,其中男性为12.7%,女性为21.3%(Kessler,1998)。

世界卫生组织(WHO,1993)的一项以15个城市为中心的全球性合作研究,调查综合医院就诊者中的心理障碍,发现患抑郁症和恶劣心境者达12.5%。

在10个国家和地区(包括美国、加拿大、黎巴嫩、韩国、中国台湾等)的对38 000个体的社区调查,发现各国抑郁症的终生患病率相差悬殊,中国台湾仅为1.5%,而黎巴嫩高达19.0%;年发病率在中国台湾为0.8%,美国新泽西则为5.8%(Myra,1996)。

1998年,世界精神卫生调查委员会(World Mental Health Survey Consortium,WMH)对焦虑障碍、心境障碍、冲动-控制障碍及药物依赖的年患病率、疾病严重度、功能损害程度和接受治疗情况等进行了调查。2004年报道了已完成14个国家的15

项调查结果，各国心境障碍的年患病率在 0.8%～9.6% 之间，其中美国最高，尼日利亚最低；我国北京、上海分别为 2.5% 和 1.7%。调查还发现，各类精神疾病都有严重的功能缺损，而且很大比例的患者未接受治疗，尤其是发展中国家，即便发达国家——美国尚有 33.1% 的重度精神疾病患者未得到治疗，在我国至少 50% 的患者未得到治疗。

2.2 我国（包括台湾及香港）抑郁障碍流行病学

20 世纪 80 年代以前我国精神病学界对心境障碍的诊断概念狭窄，诊断率过低。由于 ICD-9 及 DSM-Ⅲ 的问世，修订了心境障碍的诊断标准，我国精神病学界对心境障碍的诊断概念也有了新的认识。国内调查也显示抑郁障碍的患病率呈现上升趋势。

WHO（1993）的多中心全球合作研究中，上海调查表明，在综合医院内科门诊的抑郁症患病率为 4.0%，恶劣心境为 0.6%。

台湾、香港等地华人的抑郁症患病率也较低，台湾人群中抑郁症终生患病率为 1.5%（Myra，1996），远低于其他亚洲地区（韩国 2 倍于台湾地区）。在对中国台湾老年抑郁症患者的 23 项横断面的流行病学调查资料的综合分析显示，抑郁症的患病率为 3.86%，农村的抑郁症发病危险率为 5.07%，高于城市的 2.61%，远低于西方国家的患病率（Chen，1999）。

2003 年，北京安定医院的马辛等采用世界卫生组织推荐的复合性国际诊断交谈检查核心本 1.0 版（Composite International Diagnostic Interview1.0，CIDI 1.0），以国际疾病分类第 10 版精神与行为障碍分类中抑郁障碍的诊断标准为依据，对北京市 15 岁以上的人群进行抑郁障碍的流行病学研究。结果发现，抑郁障碍患者的终生患病率 6.87%，其中男性终生患病率为 5.01%

(137/2735),女性终生患病率为 8.46%(137/3191)。抑郁障碍患者的时点患病率为 3.31%(年患病率为 4.12%),其中男性时点患病率为 2.45%(67/2735),女性时点患病率为 4.04%(129/3191)。

2.3 我国抑郁障碍防治现状和任务

2.3.1 抑郁障碍的疾病负担

WHO(1993)的全球疾病负担(GBD)的合作研究,分析了 1990 年、并预测了 2020 年各国的疾病负担。发现 1990 年全球疾病负担的前 5 位排序为:下呼吸道感染、围产期疾病、腹泻、AIDS、抑郁症;而在 15~44 岁年龄组的前 10 位疾病中,有 5 项为神经精神疾病(抑郁症、自杀与自伤、双相障碍、精神分裂症和酒/药物依赖)。全球的神经精神疾病负担中抑郁症、自杀分别为 17.3%、15.9%,高居榜首;抑郁症占伤残调整生命年(DALY)减少的 4.2%;抑郁症和自杀占 5.9%。提示抑郁症、自杀/自伤是精神障碍中导致疾病负担损失最大的问题,应予以重视。研究还预测,到 2020 年抑郁症将成为继冠心病后的第二大疾病负担源。预测从 1990~2020 年中国的神经精神疾病负担将从 14.2%增至 15.5%,加上自杀与自伤,将从 18.1%升至 20.2%,占全部疾病负担的 1/5。精神障碍与自杀所占疾病负担将名列第 1、2 位(20.2%),而恶性肿瘤、心脑血管疾病和呼吸系统疾病分列第 3~5 位。抑郁症、自杀与自伤,以及老年痴呆的疾病负担明显增加,而抑郁症仍是精神疾病负担中的最主要问题(1990 年为 44%,预测 2020 年将为 47%)。

抑郁障碍具有高发病、高复发、高致残的特点,所带来的后果就是沉重的经济负担,给社会造成巨大的经济损失。美国(1994)总的健康费用中 4%用于治疗抑郁障碍,高达 430 亿美元;其中仅 90 亿美元(28%)是直接医疗费用,其余 340 亿美元则是因患者致病或致残后所造成的各种损失。King 及 Sorensen（1993）在英国所调查的结果显示，抑郁障碍所带来的间接损失高达 30 亿英镑，占总经济损失的 88%；而直接治疗的花费，如住院费、综合医院或专科医院的就诊费用及家庭看护费等，只是其中极少的一部分。

2.3.2 我们面临的任务

近年来抑郁障碍已成为临床上最常见的一个问题。抑郁障碍如给予及时恰当的治疗，则能提高临床治愈率，但目前诊治的情况不容乐观，对抑郁障碍的总体识别率较低，尤其是在综合医院。WHO 的多中心合作研究显示，15 个不同国家或地区的内科医生对抑郁症的识别率平均为 55.6%，中国上海的识别率为 21%，远远低于国外水平。大多数抑郁症状并未引起患者、家属及医生的重视，大多数躯体疾病伴发的抑郁障碍被忽视，而对抑郁障碍引发的自杀自伤和药物、酒精依赖等问题的治疗/干预率则更低。

抑郁障碍具有高复发的特性，近期研究显示其复发率高达 80%。因此临床医师要充分认识，及时予以识别和处理，提高对抑郁障碍的识别率，提供各种有效途径使他们得到及时正确的诊断和治疗，改善其预后，降低直接与间接经济损失。对抑郁障碍的治疗要有针对性，自始至终、全面改善或消除抑郁的核心症状，恢复患者的社会功能（工作、学习、生活），最大限度地减少复发。同时应提高人群对精神健康的意识及对精神疾病的正确认识，纠正不正确的看法，消除患者及家属的病耻感，促使患者主动就医治疗。全社会应争取不断改善抑郁障碍防治，提高患者的治愈率及改善患者的生活质量，降低疾病负担。

3 抑郁障碍发生的相关因素

抑郁障碍的发生与生物、心理和社会因素有关,在有的病例中某方面的因素对于抑郁障碍的发生起到重要的,甚至是决定性的作用,而在另一些病例中多方面的因素对于抑郁障碍的发生共同产生影响。认识抑郁障碍发生的危险因素有助于开展对抑郁症的预防及做到早期识别,同时有助于制定有针对性的治疗措施并判断患者的预后。应注意,抑郁障碍的严重情绪低落症状往往会促发其他精神和躯体障碍,而后者又会反过来加重抑郁症状或使抑郁障碍的治疗及预后复杂化。

3.1 相关因素

3.1.1 遗传因素

抑郁障碍的发生与遗传素质密切有关。家系研究发现亲属同病率远高于一般人群。血缘关系越近发病一致率越高,父母兄弟子女发病一致率为 12%～24%,堂兄弟姐妹为 2.5%;双生子研究发现双卵双生的发病一致率 12%～38%,单卵双生为 69%～95%;寄养子研究发现患者的亲生父母患病率为 31%,养父母仅为 12%,提示遗传因素起重要作用。在抑郁症患者的调查中发现大约有 40%～70% 的患者有遗传倾向,即大约将近或超过一半以上的患者可有抑郁症家族史。因此抑郁症患者的亲属,特别是一级亲属发生抑郁症的危险性明显高于一般人群。关于其遗传方式,目前多数认为是多基因遗传。

3.1.2 生化因素

3.1.2.1 5-羟色胺（5-HT）假说

近10年来，心境障碍的5-HT假说越来越受到重视。认为5-HT直接或间接参与调节人的心境。5-HT水平降低与抑郁症有关，而5-HT水平增高与躁狂症有关。精神药理学研究发现，对氯苯丙氨酸、利血平可耗竭5-HT，导致抑郁；三环类抗抑郁药（TCAs）、选择性5-羟色胺再摄取抑制剂（SSRIs）可阻滞5-HT的回收，起抗抑郁作用；5-HT的前体5-羟色氨酸能治疗抑郁症；单胺氧化酶抑制剂（MAOIs），抑制5-HT的降解，具有抗抑郁作用。

研究发现自杀者和抑郁症患者脑脊液中5-HT代谢产物5-羟吲哚乙酸（5-HIAA）含量降低，还发现5-HIAA水平降低与自杀和冲动行为有关；5-HIAA浓度与抑郁严重程度相关，浓度越低，抑郁程度越重；抑郁症患者和自杀者的尸脑研究也发现5-HT或5-HIAA的含量降低。

3.1.2.2 去甲肾上腺素（NE）假说

研究发现双相抑郁症患者尿中NE代谢产物3-甲氧基-4-羟基苯乙二醇（MHPG）较对照组明显降低，转为躁狂症时MHPG含量升高；酪氨酸羟化酶（TH）是NE生物合成的限速酶，而TH抑制剂α-甲基酪氨酸可以控制躁狂症，导致轻度的抑郁，可使经地昔帕明治疗好转的抑郁症患者出现病情恶化；三环类抗抑郁药抑制NE的回收，可以治疗抑郁症；利血平可以耗竭突触间隙的NE，而导致抑郁。

有人认为抑郁症患者脑内NE受体的敏感性增高，而抗抑郁药可降低其敏感性，产生治疗效果。

3.1.2.3 多巴胺（DA）假说

研究发现某些抑郁症患者脑内DA水平降低，躁狂发作时DA水平增高。其主要依据：多巴胺前体二羟苯丙氨酸（L-

DOPA）可以改善部分单相抑郁症患者的抑郁症状，可以使双相抑郁转为躁狂；多巴胺激动剂，如（Piribedil）和溴隐亭等有抗抑郁作用，可使部分双相患者转为躁狂；新型抗抑郁药，如安非他酮（Bupropion）主要阻断多巴胺的再摄取。研究发现抑郁发作时，脑脊液中多巴胺的降解产物高香草酸（HVA）水平降低。另有报道，能阻断多巴胺受体的抗精神病药物，可治疗躁狂发作，亦说明心境障碍患者存在 DA 受体的变化。

3.1.2.4　乙酰胆碱（ACh）假说

乙酰胆碱能与肾上腺素能神经元之间张力平衡可能与心境障碍有关，脑内乙酰胆碱能神经元过度活动，可能导致抑郁；而肾上腺素能神经元过度活动，可能导致躁狂。

3.1.2.5　γ-氨基丁酸（GABA）假说

临床研究发现抗癫痫药如卡马西平、丙戊酸钠具有抗躁狂和抗抑郁作用，其药理作用与脑内 GABA 含量的调控有关。有研究发现双相障碍患者血浆和脑脊液中 GABA 水平下降。

3.1.3　神经内分泌功能失调

近年来大量研究资料证实某些内分泌改变与心境障碍有关。

3.1.3.1　下丘脑-垂体-肾上腺皮质轴（HPA）

通过监测血浆皮质醇含量及 24h 尿 17-羟皮质类固醇的水平发现，抑郁症患者血浆皮质醇分泌过多，且分泌昼夜节律也有改变，无晚间自发性皮质醇分泌抑制，提示患者可能有 HPA 功能障碍。其次，约 40% 的抑郁症患者地塞米松抑制试验（DST）为阳性。新近研究发现单相精神病性抑郁症和老年抑郁症患者，DST 阳性率高于非精神病性抑郁及年轻患者。抑郁症患者 DST 异常是比较稳定的，往往随临床症状缓解而恢复正常。有研究还发现，重症抑郁症患者脑脊液中促皮质激素释放激素（CRH）含量增加，认为 HPA 异常的基础是 CRH 分泌过多。

3.1.3.2　下丘脑-垂体-甲状腺（HPT）轴

研究发现抑郁症患者血浆甲状腺释放激素（TSH）显著降低，游离 T4 显著增加，患者对抗抑郁药反应可能与游离 T4 下降有关。25%～70% 抑郁症患者 TSH 对促甲状腺释放激素（TRH）的反应迟钝，TSH 反应随抑郁症状缓解而趋于正常。TSH 反应迟钝的患者预示对抗抑郁药治疗效应好。

3.1.3.3　下丘脑-垂体-生长素（HPGH）轴

研究发现抑郁症患者生长素（GH）系统对可乐定刺激反应存在异常，明显低于正常对照。有人还发现抑郁症患者 GH 对地昔帕明的反应降低，部分抑郁症患者 GH 对胰岛素的反应降低，在双相抑郁及精神病抑郁患者中更为明显。但抑郁症患者 GH 调节异常的机制尚未阐明。

3.1.4　神经可塑性研究

心境障碍与多种生物学改变有关，其中神经可塑性研究越来越受人关注。神经可塑性（plasticity）或脑可塑性就是指中枢神经系统（CNS）在形态结构和功能活动上的可修饰性。即指在一定条件下 CNS 的结构和机能，能形成一些有别于正常模式或特殊性的能力。新近研究表明，心境障碍中神经可塑性遭到破坏。

3.1.4.1　神经元和胶质细胞的变化

尸检研究发现，抑郁症患者海马、胼胝体膝下区、眶回、背侧前额叶和杏仁核等部位的皮质容量、神经元、胶质细胞数量减少；还发现皮层一些区域神经元体积也减小，如带状皮层前部神经元体积减小约 23%。动物模型研究发现，海马 CA3 区锥体细胞树突的数目与长度减少而导致顶树突萎缩。这种神经元及胶质细胞数目与体积改变，可能与神经细胞萎缩、细胞发生减少及细胞凋亡增加有关。研究发现，应激可抑制神经发生，而抗抑郁治疗可促进神经发生，长期抗抑郁治疗可增加齿状回颗粒细胞的神经发生。长期 NE 和 5-HT 的选择性再摄取抑制剂和电痉挛治疗都可促进新生神经元的增殖和存活,可见刺激神经元活动可以增强神经元发生,提示神经发生可能受神经元可塑性调节。

3.1.4.2 神经元内信号转导通路的变化

抗抑郁药作用机制的研究发现,有几条信号传导通路与心境障碍的发病关系密切:① 磷酸肌醇-蛋白激酶-C 环路:抗抑郁药物和心境稳定剂可抑制磷酸肌醇-蛋白激酶-C 通路。锂盐和丙戊酸盐可以减少肌醇向胞内转运;同时锂盐作为肌醇磷酸酶的非竞争抑制剂,可阻止三磷酸肌醇转化为肌醇,从而影响了蛋白激酶 C 信号传导通路。②Wnt 信号通路:抗抑郁药和心境稳定剂通过作用于 Wnt 信号通路提高神经元可塑性。Wnt 可激活松散的中间激酶,后者能抑制糖原合成激酶(GSK-3β)和蛋白激酶 A,GSK-3β 可以磷酸化 β-链蛋白,使其失活。锂盐通过抑制 GSK-3β 提高 β-链蛋白水平,产生抗凋亡效应,并通过 T 细胞因子/淋巴增强因子 1Tcf/Lef-1 刺激轴突生长。丙戊酸盐和其他抗惊厥药,也通过抑制 GSK-3β 或诱导 β-链蛋白来抗凋亡。③神经营养因子下游信号传导通路:抗抑郁药和心境稳定剂可影响神经营养因子信号传导通路。脑源性神经营养因子(BDNF)信号传导通路可能参与电痉挛治疗和抗抑郁药物治疗的作用机制。给予 NE 和 5-HT 选择性再摄取抑制剂等抗抑郁药,可增加海马中 BDNF 的表达。MAOIs 也可增加前额叶 BDNF 水平。

3.1.5 心理社会环境因素

不利的社会环境对于抑郁障碍的发生有重要影响,这些不利的环境可以归纳为:①婚姻状况。婚姻状况的不满意是发生抑郁的重要危险因素,离异或分居或丧偶的个体发生抑郁症的危险性明显高于婚姻状况良好者,其中男性更为突出;②经济状况。低经济收入家庭中的主要成员易患抑郁症;③生活事件。重大的突发或持续时间在 2~3 个月以上的生活事件对个体抑郁症的发生构成重要的影响。重大的生活事件如亲人死亡或失恋等情况可以作为导致抑郁障碍的直接因素。

3.1.6 人格因素

人格特征中具有较为明显的焦虑、强迫、冲动等特质的个体易发生抑郁障碍。具体表现为过分疑虑及谨慎，对细节、规则、条目、秩序或表格过分关注，力求完美，道德感过强，谨小慎微，过分看重工作成效而不顾乐趣和人际交往，过分拘泥于社会习俗，刻板和固执；或表现为持续和泛化的紧张感与忧虑；或在社交场合过分担心会被别人指责或拒绝；或在生活风格上有许多限制；或回避那些与人密切交往的社交或职业活动等。

3.1.7 儿童期的经历

儿童期的不良经历往往构成成年期发生抑郁障碍的重要危险因素。调查发现，以下一些经历与成年后患抑郁症关系密切：①儿童期双亲的丧亡，尤其是在学龄前期；②儿童期缺乏双亲的关爱（例如在儿童期由于父母的关系不融洽、父母分居两地、由于父母的工作或其他原因使儿童本人长期寄养在祖父母处或全托幼儿园或寄读学校等）；③儿童期受到虐待，特别是性虐待；④儿童期的其他不良经历（如长期生活于相对封闭的环境、父母过分严厉、无法进行正常的社会交往等）。

3.1.8 躯体因素

躯体疾病，特别是慢性中枢神经系统疾病或其他慢性躯体疾病可成为抑郁障碍发生的重要危险因素。常见的与抑郁障碍发生相关的躯体疾病有：

3.1.8.1 恶性肿瘤

恶性肿瘤的患者中抑郁障碍的发生率明显高于一般人群，其原因是多方面的。恶性肿瘤对患者的健康和生命所构成的威胁以及患病以后对患者生活质量和社会功能的影响、抗肿瘤药物的不良反应、手术治疗所致的躯体残缺或生活的不便等均可以作为抑郁障碍的重要诱因。

3.1.8.2 代谢性疾病和内分泌疾病

甲状腺功能减退（甲减）患者可出现心境低落、思维迟缓、动作缓慢、记忆力下降、注意力不集中、精神萎靡不振、食欲下降、兴趣下降或缺乏、嗜睡等症状，与抑郁障碍相似。甲减患者的思维、情感和行为抑制尤为突出，患者的反应性、警觉性下降，严重者可以出现抑郁性木僵。糖尿病中最常见的精神症状是心境低落，且糖尿病患者人群的自杀或自杀未遂的发生率是一般人群的3倍，因此糖尿病是抑郁障碍发生的重要危险因素之一。在糖尿病患者中所观察到的心境低落有两种情况，一是表现心境低落，但不符合抑郁障碍的诊断标准，心境低落对患者的心理及生理影响不大；二是心境低落及相关症状对患者的心理社会功能构成明显的影响，符合抑郁障碍的诊断标准。糖尿病患者容易发生抑郁障碍主要原因为：①糖尿病相关的饮食限制、增加的自我护理工作量给患者生活带来诸多不便；②患者对可能出现的躯体脏器的损害和并发症过分担心；③糖尿病造成的躯体脏器损害；④糖尿病的某些病理生理改变容易导致抑郁情绪的产生，包括血糖紊乱和神经内分泌的异常。

3.1.8.3 心血管疾病

冠状动脉粥样硬化性心脏病和风湿性心脏病均可作为产生抑郁障碍的危险因素。部分患者可表现出情绪低落、注意力不集中、记忆力下降、睡眠障碍等；还有的患者可出现疑病观念等。同时，抑郁情绪又会对冠心病的发生发展产生负性影响，包括增加急性心肌梗死患者的死亡率。

3.1.8.4 神经系统疾病

帕金森病、癫痫等疾病均容易伴发抑郁。调查表明癫痫患者的抑郁障碍发生率明显高于一般人群，自杀的发生率为一般人群的5倍。最容易出现抑郁的癫痫亚型为强直阵挛发作和复杂部分发作。导致抑郁产生的原因可能有三个方面，一是由于疾病所造成的社会功能受损、生活质量的下降以及社会的偏见所带来的心理问题；二是某些抗癫痫药物、抗帕金森病药物的影响；三是可能存在的共同的神经生物学机制的作用。

3.1.9 精神活性物质的滥用和依赖

精神活性物质的使用和戒断都可成为抑郁障碍的危险因素，这些物质包括鸦片类物质、中枢兴奋剂、致幻剂、酒精、镇静催眠药物等。由于酒精使用（饮酒、酗酒）相当普遍，应予特别关注。调查发现，长期饮酒者有50%或以上的个体有抑郁障碍。酒精和抑郁障碍的关系在不同的个体有不同的情况，有的个体是在有饮酒史以前已经存在抑郁，但长期饮酒以后使抑郁更加明显；而对于有的个体来说，是酒依赖出现以后才出现明显的抑郁障碍，因此酒精和抑郁之间的因果关系很难简单界定，但在临床上发现嗜酒往往和抑郁障碍相伴随。此外，其他精神活性物质如阿片类物质和抑郁障碍的关系也与酒精相类似。

3.1.10 药物因素

某些药物在治疗过程中可引起抑郁障碍，其中包括某些抗精神病药物（如氯丙嗪）、抗癫痫药物（如丙戊酸钠、苯妥英钠等）、抗结核药物（如异烟肼）、某些降压药（如可乐定、利血平等）、抗帕金森病药物（如左旋多巴）、糖皮质激素（如泼尼松）等。这些药物在使用常规治疗量时就可造成部分患者出现抑郁障碍，或使原有的抑郁加重。

需提请注意的是，危险因素在许多情况下是共同发挥作用的，例如影响婚姻状况的因素中除了不可抗拒的外界因素外，个体的人格特点也往往影响婚姻关系。在考察抑郁障碍的危险因素时，应具体分析特殊个体存在的问题。证据表明，阳性家族史、生活事件、人格缺陷等因素的联合作用可使个体发生抑郁障碍的危险显著增高。

3.2 抑郁障碍所导致的问题

3.2.1 抑郁障碍对患者(生活质量)及社会的影响

抑郁障碍可显著影响个体的心身健康、社会交往、职业能力及躯体活动。抑郁障碍患者与无抑郁障碍者相比,前者对自身总体健康状况的评价较低,躯体功能受限程度严重。评估抑郁症患者社会功能的2项为期16年的随访研究显示,有25%和11%的患者存在躯体及社会功能的减退。抑郁障碍相关的心理社会功能损害包括:不能上班、工作能力下降、婚姻不和谐以及亲子关系问题等。

最重要的是,抑郁障碍患者的自杀、自伤,甚至杀害亲人的危险性增高,2/3抑郁症患者曾有自杀想法与行为,15%～25%抑郁症患者最终自杀成功。自杀在青年及老年人中发生率较高,认为可能与酒精和药物滥用率的增加有关。目前研究证实,自杀死亡者中90%～93%患者死前至少符合一种或多种精神障碍的诊断,其中主要是抑郁症,占全部自杀患者的50%～70%。美国的资料显示,抑郁症人群中的年自杀率为83.3/10万,它是一般人群自杀率(11.2/10万)的8倍,中国的年自杀率已达22.2/10万(1993),并且农村自杀率高于城市3～4倍,尤其是农村年轻女性的自杀率达40～55/10万,其中相当部分系抑郁障碍所致。国内最近的一项研究,对571例自杀死亡者,作心理解剖,发现63%有精神疾病,40%为抑郁症(Phillips, 2002)。

3.2.2 自杀

自杀是有意识的以结束自己生命为目的的行为,结果是造成个体的死亡。自杀是抑郁症的常见症状之一,是导致抑郁症患者死亡的主要原因。中国的自杀率目前为22.2/10万人口。和抑郁障碍有关者占自杀的 40%～70% 左右。如果只是想到自杀，没有任何行为，这种情况称为自杀意念，有自杀意念的患者常常陷入生与死之间的极度矛盾状态中。如果患者不仅有自杀念头，且已尝试着采取自杀行动，但未造成患者死亡的后果，临床上称为自杀未遂。出现自杀未遂是一个极其危险的信号，应予高度重视并采取相应的干预措施。如果患者采取自杀行动，且后果业已导致当事人死亡，则临床上称为成功自杀。有自杀未遂历史，特别是有多次自杀未遂历史的个体再次自杀的成功率明显提高，预后不良，应特别注意，同时也应让亲属知情。处于青春期和老年期两个年龄组的个体容易出现自杀，在青春期出现自杀未遂的情况较多，而老年期自杀率较高。因此以上两个年龄组成为自杀的高危人群。

4 抑郁障碍的临床评估及诊断分类

4.1 临床评估

4.1.1 病史

4.1.1.1 发病年龄

应注意患者的发病年龄,一般说来,抑郁障碍的发病具有一定的年龄特点,研究发现,青春期、围绝经期及老年期是三个相对集中的发病年龄段,但发生在其他年龄段的患者也不少见。

4.1.1.2 心理社会因素

注意发病前有无心理社会因素,尤其是一些创伤性生活事件,如亲人亡故、婚姻变故、职业变动等。但需要注意的是,一些人在发生所谓的生活事件时业已具有一些症状,即已处于疾病的前驱期。

4.1.1.3 躯体疾病

在许多躯体疾病的人群中患抑郁障碍的比例大大增加,调查发现,内科住院的患者中有 22%～33% 诊断患有抑郁症及相关心理障碍;20%～45% 的癌症患者在不同的病程和疗程中发生抑郁或广泛性焦虑障碍;40% 的帕金森及 33% 的中风患者出现抑郁症。约 1/3 的心肌梗死患者产生短暂的抑郁反应。22% 的晚期肾病患者,37% 的脊柱损伤患者,14%～18% 的糖尿病患者伴有抑郁症(Stevens,1995)。由此可以看出,抑郁症在患躯体病的人群中相当常见。需要注意的是,临床医生在评定患者时应注意发病前的心理社会因素及/或躯体因素与临床症状之间的关系,并在制定治疗康复计划时有所考虑。

4.1.1.4 既往发作的临床表现

应了解患者以往是否具有类似的发作,一些患者以往可能具有类似的发作。同时要注意以往发作的临床特点、发病年龄、有无诱因等。尤其应注意以往有无轻躁狂或躁狂发作,如有轻躁狂或躁狂发作,则应诊断为双相障碍。此外,医生应同时询问以往发作过程中有无自杀意念及自杀未遂,以作为本次诊断评估及制定治疗方案的参考。

4.1.1.5 发作的频度

应详细询问并记录以往发作的频度,通常说来,发作的次数越多、程度越严重,往往预示着患者的预后较差。

4.1.1.6 既往治疗方法及疗效

如果以往曾经有过类似发作,还需要了解以往采用何种治疗方法、药物的剂量、起效的时间、疗程、主要不良反应等。同时要了解间歇期的社会功能是否恢复到病前水平。

4.1.1.7 过去史及个人史

了解患者的过去(既往)史及个人史,尤其注意有无躯体疾病以及治疗躯体疾病的药物,因为一些药物有可能导致抑郁障碍,常见如抗高血压药、抗肿瘤药、类固醇类药等。在个人史方面,要注意患者有无酗酒或滥用药物的情况。此外,了解患者的人格特点对于理解患者的发病及症状特点也有帮助。

4.1.1.8 家族史

一些患者可能具有抑郁障碍的家族史,也有些患者家族中有人患有其他精神障碍或有自杀企图或自杀死亡者,应对此作详细了解和记录,并画出家系图。此外,研究发现,如果家族中有双相障碍的家族史,那么,患者最终将出现躁狂发作的可能性就会增加,而对这样的患者,最好采用心境稳定剂等进行治疗。

4.1.2 体格检查

对怀疑为抑郁障碍的患者均应做全面的体格检查(包括神经

系统检查），以排除躯体疾病的可能，同时也有助于发现一些作为患病诱因的躯体疾病。

4.1.3 实验室检查

对怀疑为抑郁障碍的患者，除了进行全面的躯体检查及神经系统检查外，还要注意辅助检查及实验室检查。尤其注意血糖、甲状腺功能、心电图等。

迄今为止，尚无针对抑郁障碍的特异性检查项目，但以下实验室检查具有一定的意义，可视情况予以选择性使用。

4.1.3.1 地塞米松抑制试验

地塞米松抑制试验（dexamethasone suppression test, DST）：口服地塞米松可抑制下丘脑-垂体-肾上腺素（HPA）的ACTH分泌，测定血浆皮质醇的含量，如含量下降，表明功能正常，为地塞米松试验阴性；如服用地塞米松后血清皮质醇含量不下降，则为地塞米松抑制试验阳性。试验方法为：在晚11点给患者口服地塞米松1mg，次晨8点、下午4点及晚11点各取血一次，测定其中皮质醇含量。如果皮质醇含量等于或高于$5\mu g/dl$即为阳性。此试验的临床实用价值仍有许多局限性：①敏感性不够，只有45%的抑郁症患者为阳性。②特异性也不够，有许多地塞米松抑制试验阳性者并没有明显抑郁症临床表现，而其他精神病患者本试验也可以阳性。但此试验可用于预测抑郁症的复发。

4.1.3.2 促甲状腺素释放激素抑制试验

促甲状腺素释放激素抑制试验（thyrotropin-releasing hormone suppression test, TRHST）：被认为是抑郁症的生物学指标。试验方法为先取血测定基础促甲状腺素（TSH），然后静脉注射500mg促甲状腺素释放素（TRH），以后再在15分钟、30分钟、60分钟及90分钟分别取血测定TSH。正常人在注射TRH后血清中的TSH含量能提高10～29mIU/ml，而抑郁症患者对

TRH 的反应则较迟钝（上升低于 7mIU/ml），其异常率可达到 25%～70%，女性患者的异常率更高。如果将 DST 及 TRHST 结合一起检查比单独检查可能对抑郁障碍的诊断更有意义。

4.1.4 精神检查

4.1.4.1 精神检查的一般原则

精神检查医师同患者进行接触与谈话的技巧，是提供诊断依据的重要步骤。在精神检查时，医师应以亲切、同情、耐心的态度来对待患者，消除患者与医生之间的阻碍，建立较为合作的关系，从而得到临床上的第一手资料。另外，医生还要根据患者的年龄、性别、个性、职业、病情和检查当时的心理状况，采用灵活的谈话方式以取得最大的效果。

精神检查之前，医师对如何检查及检查哪些内容应做到心中有数。首先要熟悉病史，以病史中提供的异常现象及可能的病因为线索，有重点地进行检查。另一方面也不应受病史及某些资料的限制，在检查时还要注意当时的表现及交谈中发现的新情况，进一步探索，做到机动灵活，克服刻板公式化。

精神检查分自由交谈法和询问法两种。自由交谈法的优点在于交谈的气氛比较自然，且有的患者为取得医务人员对他的同情，可将其病态内容毫无保留地流露出来，此法也有不足之处，患者往往吐露一些与病情无关的内容，有时会掩盖了医师需要了解的其他情况。询问法虽也常用，但往往会使患者感到是在受医师的"审问"，特别是当问到那些以"是"与"否"来回答的问题时，患者的感触更为明显。询问法检查时，患者回答的内容是否真实须加分析，因为有的患者接受了医师暗示，或为了满足医师的要求而回答的，因而，要尽量避免这一弊端。对那些不肯暴露思想的患者，更应循循善诱，注意交谈方法和方式。

临床上可将以上两种方法结合起来进行，这样可取得较理想的效果。这样既能使患者在自然的气氛中不受拘束地交谈，同时，又可在医师有目的的提问下使谈话不致离题太远，做到重点突出。

精神检查应在比较安静的环境中进行，尽量避免外界的干扰，家属或亲友不宜在场。为了减少患者疲劳，每次检查最好不超过一小时，住院患者可多次进行。门诊检查时可以相应缩短。时间太长会使患者觉得不耐烦，时间太短则往往得不到需要的资料。

精神检查时，医师既要倾听，又要注意察言观色。观察的重要性有时并不亚于谈话。要仔细观察患者的表情、姿势、态度及行为，并善于发现患者的细微变化。通过观察不仅可以发现某些症状（如幻觉），而且还可评估情感反应的性质和强度，有助于判断患者的整个精神状态。医师除倾听和观察患者的叙述是否真实，有无隐瞒，有无新的问题以及如何将检查引向深入外，还应判明各症状之间的相互关系。

对于一些口头表达较差而书写能力较好的患者，可以让他书写，也包括入院前的信件及日记等，从中可发现患者的抑郁心境及其他症状，有时对诊断很有参考价值。

精神检查通常不做记录，但在门诊时由于时间紧迫，可以边问边做记录，但医师仍应注意让患者感觉到自己对患者的谈话很有兴趣倾听，不能让患者觉得医生只顾自己书写病历而对他（她）的谈话漠不关心。

儿童患者进行精神检查时，应该注意儿童的特点，在陌生的环境中，患儿往往和医师不能很好地接触，或者不愿意深谈自己体验，因而要掌握接触儿童的技巧。

对脑器质性患者的精神检查，要特别注意其意识、定向力、注意、记忆、言语、情感、智能及其有关功能如数字的运用等方面的检查。

4.1.4.2　交谈技巧

对于怀疑有抑郁障碍的患者进行精神检查时，一定要善于发现患者的情绪症状。由于许多患者在就诊时往往否认自己有情绪症状,反而主诉许多躯体症状,对此应给予足够的警惕。

在检查过程中,医师不要过于性急,要尽可能让患者自己主动诉说症状,尽可能不给予启发诱导。一般说来,由患者主动诉说出相关的症状对诊断意义更大。

在交谈中,医师要向患者表达对他的关心、同情、尊重,同时显示一定的职业与专业能力,以建立相互信任和良好的医患关系,使患者能够坦诚地和医师进行交谈。医师则要注意在精神检查中确定患者的主要症状,对一些含糊不清的回答,医师须耐心反复询问,直至能够准确地了解患者的回答。如果时间允许,应给予患者一定时间让其自由谈话,并兼用开放式(open-ended)询问和封闭式(close-ended)询问,以帮助了解更多的信息。对一些通常认为难以回答或让人难堪的问题(如关于自杀的问题,与性有关的问题等),医师不要回避询问,但在询问的时候要注意方式,并尽量放在谈话的后期进行。需要注意的精神检查结束之前,应让患者有提问的机会并对一些主要问题作出解答,对患者的病情,医师应表示相当的自信与把握,对患者的担忧给予劝慰。

4.1.4.3 精神检查的主要内容

即使对于怀疑为抑郁障碍的患者,也应进行全面的精神检查,包括一般表现(意识、定向力、接触情况、日常生活表现等)、认识过程(包括感知觉、注意力、思维障碍、记忆力、智能、自知力等)、情感活动、意志及行为表现等。尤其应注意患者的情绪活动。

抑郁障碍的典型症状包括情绪低落、思维缓慢和意志行为降低,习惯称"三低"症状,其中以情绪低落最为重要。典型症状可见早晚有所变动,具有晨重夕轻的变化。在精神检查时应注意如下一些方面:

(一)情绪

情绪低落(抑郁心境,depressed mood)是抑郁障碍的核心症状。患者大多数时候显得情绪悲伤、口角下垂,严重者可以出现典型的抑郁面容,额头紧锁,双眉间呈"川"字形。患者感觉心情压抑、"提不起精神",觉得自己简直如同"乌云笼罩",常哭泣,无愉快感。

在情绪低落的背景上,患者的自我评价往往降低,感到自己能力低下,不如别人,什么事也干不好或干不了。与此同时,患者可以产生无用、失望或绝望感,患者感到个人的一切都很糟糕,前途暗淡,毫无希望。

部分患者有深深的内疚甚至罪恶感。患者可以感到生活没有意思,觉得人生没有意义。不仅没有意义,活着就等于受罪造孽,生不如死。患者容易产生自杀观念、自杀企图或自杀身亡。对此应高度警惕。

(二)兴趣

绝大多数患者会出现兴趣减退(decreased interest)及愉快感缺乏(lack of pleasure),患者常常无法从日常生活及活动中获得乐趣,即使对以前非常感兴趣的活动也难以提起兴趣。因此,患者常常放弃原来喜欢的一些活动(如体育活动、业余收藏、社会交往等),往往连日常工作、生活享受和天伦之乐等都一概提不起兴趣,体会不到快乐,行为退缩。

(三)疲劳感、活力减退或丧失

患者感到自己整个的"人"已经垮了、散了架子。患者做什么(包括自理生活)都需别人催促或推他(她)一把,否则就根本不想动。初期患者常常有"力不从心"的感觉,但到了后来,虽然想挣扎着做些事情,但总是坚持不下去。一位患者形象地说自己简直就是"一摊烂泥——扶不起来。"

多数抑郁症患者会有不同程度的疲乏感,且通过休息或睡眠并不能有效地恢复精力。对工作感到困难,常常不能完成任务。有时,疲劳感也可能与睡眠障碍有关。

还有一些患者出现无助感(helplessness),患者感觉很痛苦，很多患者难于表达。不少患者不愿就医，他们确信医师及其他人对他们的病情爱莫能助，因为他感到与所有其他人都不一样，似乎已经离开了人世间，掉进了深山的谷底，一切已无法挽回，谁也救不了自己。一些患者感到度日如年、极度孤独，与周围人（包括家人）有疏远感。

（四）思维及言语

抑郁障碍患者往往思维活动减慢、言语活动减少。思考过程困难，一些简单的问题也需要较长时间才能完成。决断能力明显降低，变得优柔寡断、犹豫不决，甚至对一些日常小事也难以作出决定。抑郁症患者说话常非常缓慢。由于回答问题需很长时间，且常以简单的言语作答，故与之交谈很困难。

（五）焦虑或激越症状

很多抑郁症患者有焦虑、紧张等症状。患者忧心忡忡、坐立不安，不断地走动、来回踱步、搓手、无目的动作等。老年抑郁症患者这类症状往往更为突出。

（六）躯体症状（食欲、体重、睡眠及性欲）

多数抑郁患者表现为食欲减退，他们进食很少。由于进食量少且消化功能差，患者常常体重减轻。也有少数患者表现为食欲增加。大多数抑郁症患者有某种形式的睡眠障碍。可以表现为入睡困难、睡眠不深、易醒，典型表现为早醒。入睡困难的患者常常伴有烦躁、焦虑症状。同样，临床上也可见到少数患者出现睡眠过多。性欲低下在抑郁症患者相当常见，对性生活无要求及快感缺乏。临床上此类症状常被忽视或遗漏，但此类症状的识别不仅有利于诊断，也有利于全面了解患者的病情。

（七）自杀观念、自杀企图与自杀

由于情绪低落，自我评价低，患者很容易产生自卑、自责，并感到绝望，因此抑郁症患者很容易产生自杀观念，他们脑子里反复盘旋与死亡有关的念头，甚至思考自杀的时间、地点、方式等。抑郁症患者的自杀观念常常比较顽固，反复出现。在自杀观念的驱使下，部分患者会产生自杀企图，常采用的方式包括服药（毒）、上吊、跳楼等，但其中一些经抢救而脱险，而另一些则有可能自杀死亡。对于曾经有过自杀观念或自杀企图的患者应高度警惕，医师应反复提醒家属及其照料者将预防自杀作为首要任务。

(八) 慢性疼痛

慢性功能性疼痛和抑郁障碍密切相关。慢性功能性疼痛可成为抑郁症的重要症状或就诊的主诉，而抑郁症状使各种原因所产生的疼痛症状明显加重。部分慢性功能性疼痛的患者在经正规的抗抑郁治疗后症状得到明显改善或痊愈。有的患者在具有疼痛症状的同时，存在典型的抑郁障碍的症状，而有的患者的抑郁症状不典型。功能性疼痛常成为临床各专业诊断、鉴别诊断的难点和误诊的重要原因。

(九) 其他症状

除上述症状外，抑郁障碍还可具有其他多种症状，包括各种躯体不适主诉，常见的主诉包括头痛、颈痛、腰背痛、肌肉痉挛、恶心、呕吐、咽喉肿胀、口干、便秘、胃部烧灼感、消化不良、胃肠胀气、视力模糊以及排尿疼痛等等。患者常常因为这些症状到综合医院反复就诊，接受多种检查和治疗，不仅延误诊断治疗，且浪费医疗资源。

由于文化背景、教育程度及个人习惯不同，不同的人对抑郁症的描述可能有所不同，以下一些描述情绪的词语或描述可能提示抑郁症，对此应引起重视（表4-1, Preskorn, 1999）。

关于自杀观念的检查：对于业已表露出抑郁症状的患者，医师一定不要忽略对自杀观念的检查，很多医师在这一点上做得不够，怕自己的问话会冒犯患者，甚至等于是给患者"提了醒"，实际上这种担心都是不必要的。只要医师问得比较策略，大多数患者会对医师的关心报以感激，感到医师真正体会、理解其痛苦的感受。医师可以问："您是否感到活得很累？您有没有觉得活着没什么意思?"如果患者承认自己觉得生不如死,医师就可以接着问患者有无采取过具体的行动。同样,如果患者的回答是肯定的,则医师需要进一步询问患者有无具体计划;如果有计划,那么计划内容是什么,有没有采取实际行动等。

表4-1 常见与抑郁症状有关的词语与描述

患者常用词语	他人的观察与描述
心情不好	悲观
压抑	消极
高兴不起来	懒散
绝望	很沉闷
沮丧	爱哭泣
空虚	喜怒无常
很伤心	没有笑容
很无助	效率下降
对什么都没兴趣	冷漠

如果评估发现患者有明显的自杀观念或有强烈的自杀企图,则建议住院治疗。

4.2 抑郁障碍的诊断标准与分类

中国精神障碍分类与诊断标准(CCMD-3)有关抑郁障碍的诊断标准如下:

32 抑郁发作

抑郁发作以心境低落为主,与其处境不相称,可以从闷闷不乐到悲痛欲绝,甚至发生木僵。严重者可出现幻觉、妄想等精神病性症状。某些病例的焦虑与运动性激越很显著。

【症状标准】 以心境低落为主,并至少有下列 4 项:
（1） 兴趣丧失、无愉快感;
（2） 精力减退或疲乏感;
（3） 精神运动性迟滞或激越;
（4） 自我评价过低、自责,或有内疚感;
（5） 联想困难或自觉思考能力下降;
（6） 反复出现想死的念头或有自杀、自伤行为;
（7） 睡眠障碍,如失眠、早醒,或睡眠过多;
（8） 食欲降低或体重明显减轻;
（9） 性欲减退。

【严重标准】 社会功能受损,给本人造成痛苦或不良后果。

【病程标准】
（1） 符合症状标准和严重标准至少已持续 2 周。
（2） 可存在某些分裂性症状,但不符合分裂症的诊断。若同时符合分裂症的症状标准,分裂症状缓解后,满足抑郁发作标准至少 2 周。

【排除标准】 排除器质性精神障碍,或精神活性物质和非成瘾物质所致抑郁。

32.1 轻性抑郁症

除了社会功能无损害或仅轻度损害外,发作符合 32 抑郁发作的全部标准。

32.2 无精神病性症状的抑郁症

除了在 32 抑郁发作的症状标准中,增加"无幻觉、妄想,或紧张综合征等精神病性症状"之外,其余均符合该标准。

32.3 有精神病性症状的抑郁症

除了在 32 抑郁发作的症状标准中,增加了"有幻觉、妄想,或紧张综合征等精神病性症状"之外,其余均符合该标准。

32.4 复发性抑郁症

【诊断标准】

（1）目前发作符合某一型抑郁标准，并在间隔至少 2 个月前，有过另一次发作符合某一抑郁标准；

（2）以前从未有符合任何一型躁狂、双相情感障碍，或环性情感障碍标准；

（3）排除器质性精神障碍，或精神活性物质和非成瘾物质所致的抑郁发作。

32.41 复发性抑郁症，目前为轻抑郁

符合 32.4 复发性抑郁的诊断标准，目前发作符合 32.1 轻抑郁标准。

32.42 复发性抑郁症，目前为无精神病性症状的抑郁

符合 32.4 复发性抑郁的诊断标准，目前发作符合 32.2 无精神病性症状的抑郁标准。

32.43 复发性抑郁症，目前为有精神病性症状的抑郁

符合 32.4 复发性抑郁的诊断标准，目前发作符合 32.3 有精神病性症状的抑郁标准。

32.9 其他或待分类的抑郁症。

33 持续性心境障碍

33.1 环性心境障碍

【症状标准】 反复出现心境高涨或低落，但不符合躁狂或抑郁发作症状标准。

【严重标准】 社会功能受损较轻。

【病程标准】 符合症状标准和严重程度标准至少 2 年，但这 2 年中，可有数月心境正常间歇期。

【排除标准】

（1）心境变化并非躯体病或精神活性物质的直接后果，也非分裂症及其他精神病性障碍的附加症状；

(2) 排除躁狂或抑郁发作,一旦符合相应标准即诊断为其他类型心境障碍。

33.2 恶劣心境

【症状标准】 持续存在心境低落,但不符合任何一型抑郁的症状标准。

【严重标准】 社会功能受损较轻,自知力完整或较完整。

【病程标准】 符合症状标准和严重程度标准至少已2年,但这2年中,很少有持续2个月的心境正常间歇期。

【排除标准】

(1) 心境变化并非躯体病或精神活性物质的直接后果,也非分裂症及其他精神病性障碍的附加症状;

(2) 排除各型抑郁,一旦符合相应的其他类型情感障碍标准,则应作出相应的其他类型诊断。

附:国际疾病分类第10版(ICD-10精神与行为障碍分类,WHO,1992),抑郁障碍分类及诊断标准

F 32 抑郁发作

三种不同形式的抑郁发作(轻度、中度、重度)。各种形式的典型发作中,通常有心境低落、兴趣和愉快感丧失,导致劳累增加和活动减少的精力降低。也很常见的症状还有稍做事情即觉明显的倦怠。其他常见症状是:

(a) 集中注意和注意的能力降低;
(b) 自我评价和自信降低;
(c) 自罪观念和无价值感(即使在轻度发作中也有);
(d) 认为前途暗淡悲观;
(e) 自伤或自杀的观念或行为;
(f) 睡眠障碍;
(g) 食欲下降。

F32.0 轻度抑郁发作

具有典型的抑郁症状,所有症状都不应达到重度。整个发作持续至少2周。轻度抑郁发作的患者通常为症状困扰,继续进行日常的工作和社交活动有一定困难,但患者的社会功能大概不会不起作用。

F32.1 中度抑郁发作

整个发作至少持续2周。通常,中度抑郁患者继续进行工作、社交或家务活动有相当困难。

F32.2 重度抑郁发作,不伴有精神病性症状

重度抑郁发作的患者常表现出明显的痛苦或激越。如以激越或迟滞这类主要症状为突出特征时,上述表现可不明显。自尊丧失、无用感、自罪感可以很突出。在极严重的病例,自杀是显而易见的危险。重度抑郁发作中几乎总是存在躯体症状。抑郁发作一般持续2周,但在症状极为严重或起病非常急骤时,依据不足2周的病程作出这一诊断也是合理的。

F32.3 重度抑郁发作,伴精神病性症状

符合重度抑郁发作的标准,并且存在妄想、幻觉或抑郁性木僵。妄想一般涉及自罪、贫穷或灾难迫在眉睫的观念,患者自认对灾难降临负有责任。听幻觉常为诋毁或指责性的声音;嗅幻觉多为污物腐肉的气味。严重的精神运动迟滞可发展为木僵。若有必要,妄想或幻觉可进一步标明为与心境协调或与心境不协调。

F33 复发性抑郁症

反复出现抑郁发作中所标明的抑郁发作历史,不存在符合躁狂标准的心境高涨和活动过度的独立发作。抑郁发作的起病年龄、严重程度、持续时间、发作频率等均无固定规律。发作间期一般缓解完全。

F 34　持续性心境障碍

表现为持续性并常有起伏的心境障碍,每次发作极少(即或有的话)严重到足以描述为轻躁狂,甚至不足以达到轻度抑郁。它们一次持续数年,有时甚至占据个体一生中的大部分时间,因而造成相当程度的主观痛苦和功能残缺。但在某些情况下,反复和单次发作的躁狂以及轻度或重度的抑郁障碍可叠加在持续的心境障碍之上。

F34.0　环性心境障碍(见双相障碍部分)

F34.1　恶劣心境

基本特征为相当长时间存在的低落心境,无论从严重程度还是一次发作的持续时间,目前均不符合轻度或中度复发性抑郁障碍的标准,但过去(尤其是开始发病时)可以曾符合轻度抑郁发作的标准。通常始于成年早期,持续数年,有时终生。若在晚年发病,通常为一次独立抑郁发作的后果,与居丧或其他明显的应激有关。

F 38　其他心境障碍

F 39　未特定的心境障碍

4.3　临床量表的应用

4.3.1　概述

评定抑郁障碍的临床评定量表较多,但从其性质上看,大多可分为自评量表与他评量表两类。其中属于前者的有 Zung 抑郁自评量表(SDS),属于后者的有汉密尔顿抑郁量表(HAMD)。而从功能上看,抑郁症的评定量表又可分为症状评定量表和诊断量表。前者只能用于评估某些抑郁症状是否存在及其严重程度,多用于疗效评定、病情观察及精神药理学研究，不具有诊断功能，不能作为诊断依据（如贝克抑郁自评量表，BDI；汉密尔顿抑郁量表，HAMD）。后者是伴随诊断标准编制的，为诊断标准服务的量表，使依据诊断标准而进行的诊断过程及资料收集标准化。属于诊断量表的工具主要有：①世界卫生组织（WHO）编制的《复合性国际诊断交谈检查（CIDI）》（1990），其依据的诊断标准为 ICD-10 系统；②DSM-IV 轴 I 障碍用临床定式检查（研究版，SCID-I）(First et al, 1996，目前已有中文版），主要与 DSM-IV 配套使用；③《健康问题和疾病定量测试法》（RTHD），这是由我国自主知识产权的诊断评估工具，可与 CCMD-3、DSM-IV、ICD-10 等配套使用。此评估系统分为 3 个平台，大众导医台、临床平台和科研平台。

4.3.2 抑郁自评量表（SDS）

由 Zung（1968）编制的抑郁自评量表（SDS），是使用最广泛的抑郁症测量工具之一，特别是在精神科和医学界。它的使用和计分简便易行。20 条题目都按症状本身出现的程度分为 4 级。患者可根据自己的感觉分别作出没有、很少时间有、大部分时间有或全部时间都有的反应。这个量表题目是平衡的，一半题目表现消极症状，另一半题目反映积极症状，很容易评分。也可以作为临床检查目录使用。

SDS 使用简便，在住院患者中测量的效度肯定，但进一步使用需要有更多的信度数据，特别是再测信度数据。由于还未证明 SDS 对少数有严重抑郁背景的患者的测量效度，所以如用于非住院患者或非精神科领域要十分慎重。且推荐的计分标准不能代替精神科诊断。

4.3.3 汉密尔顿抑郁量表（HAMD）

HAMD 是目前使用最为广泛的抑郁量表。HAMD 属于他评量表，其原始量表包括 21 条题目，只按前 17 条题目计算总分。目前有 17 项、21 项及 24 项三种版本。HAMD 的大部分项目采用 5 级评分（从 0 到 4），少数项目采用 0~2 分的 3 级评分法。像 HAMD 这样的观察量表较自评量表有某些优点，最突出的是能够测量像迟滞这样的症状。另一个明显的优点是文盲和症状严重的患者也可以用此量表评定。

HAMD 具有很好的信度和效度，它能较敏感地反映抑郁症状的变化，并被认为是治疗学研究的最佳评定工具之一，其总分能较好地反映抑郁症的严重程度，病情越轻总分越低。使用不同项目量表的严重程度标准不同。如针对 17 项 HAMD 而言，其严重程度的划界是：24 分以上为严重抑郁，17 分为中度抑郁，7 分以下为无抑郁症状。此量表可用于抑郁症、恶劣心境、抑郁障碍等疾病的抑郁症状测量。

4.3.4 Montgomery-Åsberg 抑郁量表（MADS）

此量表为 Montgomery 和 Åsberg（1979）发展而成，共 10 个项目，取 0~6 的 7 级记分法。主要用于评定抗抑郁治疗的疗效，许多精神药理学研究均采用这一量表。这一量表应由有经验的专科工作者任评定员。除其中第一项为观察项外，其余均为自我报告评定。

4.3.5 Beck 抑郁问卷（BDI）

Beck 抑郁问卷（Beck 等，1961）是最早被广泛使用的评定抑郁的量表，共有 21 项条目，其中有 6 项不是精神症状。每项为 0~3 分的 4 级评分。评定方法是向被试读出条目，然后让被试自己选择备选答案之一。该量表最初是由检查者评定的他评量表，但后来已被改编成自我报告形式的自评量表。

抑郁症的评定量表是临床诊断与评估过程中有用的工具，使用各种量表要适当掌握各量表的优缺点，取长补短。以上介绍的几种量表中,HAMD最为流行,其他几个量表各有侧重点。应该注意,在使用这些量表时,必须结合病史、精神检查,并与诊断标准和定式检查相配合,才能发挥其应有的作用。

5 抑郁障碍的治疗

5.1 抑郁障碍的治疗目标

1. 提高抑郁障碍的临床治愈率,最大限度减少病残率和自杀率。成功治疗的关键在于彻底消除临床症状,减少复发风险。长期随访发现,症状完全缓解(HAMD≤7)的患者复发率为13%,部分缓解(HAMD减分>50%)的患者复发率为34%。

2. 提高生存质量,恢复社会功能,达到真正意义的治愈,而不仅是症状的消失。

3. 预防复发。抑郁为高复发性疾病(>50%)。据报道,环境、行为和应激可以改变基因表达。抑郁复发可影响大脑生化过程,增加对环境应激的敏感性和复发的风险。药物虽非病因治疗,却可通过减少发作和降低基因激活的生化改变而减少复发,尤其对于既往有发作史、家族史、女性、产后、慢性躯体疾病、生活负担重、精神压力大、缺乏社会支持和物质依赖的高危人群。

5.2 抑郁障碍的药物治疗

5.2.1 药物的治疗原则

抗抑郁药是当前治疗各种抑郁障碍的主要药物,能有效解除抑郁心境及伴随的焦虑、紧张和躯体症状,有效率约60%~80%。根据国外抑郁障碍药物治疗规则,急性期推荐使用新型抗抑郁药,如SSRIs、SNRIs、NaSSAs等类药物。我国目前临床用药情况调查,TCAs如阿米替林、氯米帕明、马普替林等在不少地区作为治疗抑郁症的药物，所以也可作为首选药物。总之，因人而异，合理用药。

根据对抑郁障碍的基本知识和多年临床实践，抗抑郁药的治疗原则是：

（1）诊断要确切。

（2）全面考虑患者症状特点、年龄、躯体状况、药物的耐受性、有无合并症，因人而异地个体化合理用药。

（3）剂量逐步递增，尽可能采用最小有效剂量，使不良反应减至最少，以提高服药依从性。

（4）小剂量疗效不佳时，根据不良反应和耐受情况，增至足量（药物有效剂量的上限）和足够长的疗程（>4~6周）。

（5）如仍无效，可考虑换药，改用同类其他药物或作用机制不同的另一类药物。应注意氟西汀需停药5周才能换用MAOIs，其他SSRIs需停药2周。MAOIs停用2周后才能换用SSRIs。

（6）尽可能单一用药，应足量、足疗程治疗。当换药治疗无效时，可考虑2种作用机制不同的抗抑郁药联合使用。一般不主张联用两种以上抗抑郁药。

（7）治疗前向患者及家人阐明药物性质、作用和可能发生的不良反应及对策，争取他们的主动配合，能遵嘱按时按量服药。

（8）治疗期间密切观察病情变化和不良反应并及时处理。

（9）根据心理-社会-生物医学模式，心理应激因素在本病发生发展中起到重要作用，因此，在药物治疗基础上辅以心理治疗，可望取得更佳效果。

（10）积极治疗与抑郁共病的焦虑障碍、躯体疾病、物质依赖等。

5.2.2 抗抑郁药物的治疗策略

抑郁症为高复发性疾病，目前倡导全程治疗。抑郁的全程治疗分为：急性期治疗、恢复期（巩固期）治疗和维持期治疗三期。单次发作的抑郁症，50%～85%会有第 2 次发作，因此常需维持治疗以防止复发。

（1）临床痊愈（完全缓解）：指症状完全消失（HAMD≤7）。

（2）复燃：急性治疗症状部分缓解（有效，HAMD 减分率≥50%）或达到临床痊愈（症状完全消失），因过早减药或停药后症状的再现，故常需巩固治疗和维持治疗以免复燃。

（3）复发：指临床痊愈后一次新的抑郁发作，维持治疗可有效预防复发。

5.2.2.1 急性期治疗

推荐 6～8 周。控制症状，尽量达到临床痊愈。治疗抑郁症时，一般药物治疗 2～4 周开始起效。如果患者用药治疗 4～6 周无效，可改用同类其他药物或作用机制不同的药物可能有效。

5.2.2.2 恢复期（巩固期）治疗

至少 4～6 个月，在此期间患者病情不稳，复燃风险较大，原则上应继续使用急性期治疗有效的药物，并剂量不变。

5.2.2.3 维持期治疗

抑郁症为高复发性疾病，因此需要维持治疗以防止复发。维持治疗结束后，病情稳定，可缓慢减药直至终止治疗，但应密切监测复发的早期征象，一旦发现有复发的早期征象，迅速恢复原治疗。有关维持治疗的时间意见不一。WHO 推荐仅发作一次（单次发作），症状轻，间歇期长（≥5 年）者，一般可不维持治疗。多数意见认为首次抑郁发作维持治疗为 6～8 个月；有 2 次以上的复发，特别是近 5 年有 2 次发作者应维持治疗。对于青少年发病、伴有精神病性症状、病情严重、自杀风险大、并有遗传家族史的患者，应考虑维持治疗。维持的时间尚未有充分研究，一般至少 2～3 年，多次复发者主张长期维持治疗。有资料表明以急性期治疗剂量作为维持治疗的剂量，能更有效防止复发。新型抗抑郁药不良反应少，耐受性好，服用简便，为维持治疗提供了方便。如需终止维持治疗，应缓慢（数周）减量，以便观察有无复发迹象，亦可减少撤药综合征。

5.2.3 抗抑郁药的种类

抗抑郁药发展迅速，品种日益增多，以下是目前国内外常用的几种抗抑郁药。

既往分类多按化学结构进行分类，如杂环类（HCAs）抗抑郁药包括三环类（TCAs）、四环类；目前更多按功能（作用机制）来划分：选择性 5-HT 再摄取抑制剂（SSRIs）如氟西汀等；选择性 5-HT 及 NE 再摄取抑制剂（SNRIs）如文拉法辛；NE 及特异性 5-HT 能抗抑郁药（NaSSA）如米氮平；选择性 NE 再摄取抑制剂（NRI）如瑞波西汀；5-HT 平衡抗抑郁剂（SMA）如曲唑酮；NE 及 DA 再摄取抑制剂（NDRIs）如安非他酮；选择性 5-HT 再摄取激活剂（selective serotonin reuptake activators，SSRA）如噻奈普汀；可逆性单胺氧化酶抑制剂（RMAOI）如吗氯贝胺等。TCAs 作为经典抗抑郁药，仍保留三环类这个名称。

5.2.3.1 SSRIs

选择性 5-HT 再摄取抑制剂是近年临床上广泛应用的抗抑郁药，具有疗效好，不良反应少，耐受性好，服用方便等特点。主要有氟西汀、帕罗西汀、舍曲林、氟伏沙明、西酞普兰、艾司西酞普兰。

艾司西酞普兰是西酞普兰的立体异构体，它对 5-HT 的再摄取抑制能力几乎是西酞普兰右旋异构体的 30 倍或更多，在单胺再摄取机制和神经递质受体相互作用的选择性方面也更突出，研究还发现艾司西酞普兰对肝脏 P450 酶系的相互影响比西酞普兰右旋异构体更轻微，对可能的药物相互作用的影响亦更少。

（1）代谢及药理作用：5-HT 再摄取抑制类药物口服吸收好，不受进食影响，与血浆蛋白结合高，$t_{1/2}$ 约 20h 左右（氟西汀的去甲基代谢物长达 7～15 天），主要经肾脏，少数从粪便排出。6 种 SSRIs 类药物的药代动力学参数见表 5-1。

表 5-1 6种选择性 5-HT 再摄取抑制剂类药物的药代学动力学参数

参数	氟西汀	帕罗西汀	舍曲林	氟伏沙明	西酞普兰	艾司西酞普兰
达峰时间 (h)	4~8	3~8	6~8	2~8	1~6	2~5
蛋白结合(%)	95	95	95	77	80	80
生物利用度(%)	50	50	50	50	50	80
母药 $t_{1/2}$(h)	24~72	20	25	15	35	30
主要代谢物 $t_{1/2}$(h)	去甲氟西汀 7~15天	—	去甲舍曲林 66天	—	—	去甲基化/去二甲基化
清洗期 (d)	35	14	14	14	14	30
稳态时间 (d)	28~35	5~7	5~7	5~7	5~7	
活性代谢物	有	无	有	无	无	有
分布容积 (L/kg)	3~40	17	20	75	12~16	12~26
血药浓度 (ng/ml)	100~300	30~100	25~50	250	60	25~125
肾病患者廓清率减少	±	+	±	+	+	+
老人 $t_{1/2}$改变	延长		同青年人	同青年人		略延长
肝药酶抑制						
2D6	强	强	无或甚弱	无或甚弱	无或甚弱	弱
1A2	无	无	无	强	无或甚弱	无或甚弱
3A4	弱	无或甚弱	无或甚弱	中	无或甚弱	弱
2C19	中	无或甚弱	无或甚弱	强	无或甚弱	弱

主要药理作用是选择性抑制5-HT再摄取,使突触间隙5-HT含量升高而达到治疗抑郁障碍目的。对NE、H_1、M_1受体作用轻微,故相应不良反应也较少。

(2) 适应证:各种类型和不同严重程度的抑郁障碍。

(3) 禁忌证:①对SSRIs类过敏者;②严重心、肝、肾病慎用;③禁止与MAOIs、氯咪帕明、色氨酸联用;④慎与锂盐、抗心律失常药、降糖药联用。

SSRIs镇静作用较轻,可白天服药,如出现倦睡乏力可改在晚上服,为减轻胃肠刺激,通常在早餐后服药。年老体弱者宜从半量或1/4量开始,酌情缓慢加量。

(4) 用法和剂量:5-HT再摄取抑制剂类药物的常用剂量及用法见表5-2。

表5-2　6种选择性5-HT再摄取抑制剂类药物的推荐剂量及用法

药名	规格(mg)	常用治疗量(mg/d)	最高剂量(mg/d)	用法	血药浓度(ng/ml)
氟西汀	20	20～40	60	Qd	100～300
帕罗西汀	20	20～40	60	Qd	30～100
舍曲林	50	50～100	200	Qd	25～50
氟伏沙明	50	100～200	300	Qd或Bid	250
西酞普兰	20	20～60	120	Qd	60
艾司西酞普兰	5,10	10	20	Qd	25～125

若患者对一种SSRI无效或不能耐受,可换用另一种SSRI治疗。有研究表明,对一种SSRI无效的患者换用另一种SSRI有效率可达48%～66%。

(5) 不良反应:抗胆碱能不良反应和心血管不良反应比TCAs轻。主要有:①神经系统:头疼,头晕,焦虑,紧张,失眠,乏力,困倦,口干,多汗,震颤,痉挛发作,兴奋,转为狂躁发作。少见的严重神经系统不良反应为中枢5-羟色胺综合征,这是一种

5-HT 受体活动过度的状态，主要发生在 SSRIs 与单胺氧化酶抑制剂合用。由于 SSRIs 抑制 5-HT 再摄取，单胺氧化酶抑制剂抑制 5-HT 降解，两者对 5-HT 系统具有激动作用，两者合用可出现腹痛、腹泻、出汗、发热、心动过速、血压升高、意识改变（谵妄）、肌阵挛、动作增多、激惹、敌对和情绪改变。严重者可导致高热、休克，甚至死亡。因此，SSRIs 禁与单胺氧化酶抑制剂类药物及其他 5-HT 激活药合用；②胃肠道：较常见恶心，呕吐，厌食，腹泻，便秘；③过敏反应：如皮疹；④性功能障碍：阳痿，射精延缓，性感缺失；⑤其他：罕见的有低钠血症，白细胞减少。

（6）药物相互作用：①置换作用：SSRIs 蛋白结合率高，如与其他蛋白结合率高的药联用，可能出现置换作用，使血浆中游离型药浓度升高，药物作用增强，特别是治疗指数低的药如华法林、洋地黄毒苷，应特别注意。②诱导或抑制 CYP（P450）酶：CYP（P450）酶诱导剂如苯妥英，将增加 SSRIs 类药物的清除率，降低 SSRIs 类药物的血药浓度，影响疗效；而抑制剂，会降低 SSRIs 类药物的清除率，使 SSRIs 类药物的血浓度升高，导致毒副反应（表 5-3）。

表 5-3 可能与 SSRIs 类抗抑郁药相互作用的药物

CYP1A2	CPY2D6	CPY3A3/4	CYP2C19
氨茶碱	去甲咪帕明	阿普唑仑	苯妥英*
咪帕明	利培酮	三唑仑	地西泮
咖啡因	酚噻嗪类	红霉素	环己烯巴比妥
非那西汀	氟哌啶醇	硝苯吡啶	咪帕明
华法林	可待因	皮质醇类	非那西汀
酚噻嗪类	普洛奈尔	环孢素（抗排异反应）	华法林
	奎尼丁	阿思咪唑（抗组胺药）	普洛奈尔
		酮康唑（抗真菌药）	TCAs

* 为诱导剂，余为抑制剂。

5.2.3.2 SNRIs

为 5-HT 及 NE 再摄取抑制剂。主要有文拉法辛（Venlafaxine）、度洛西汀（Duloxetine）及米那普仑（Milnacipran）。

（一）文拉法辛（Venlafaxine） 为二环结构。有快速释放剂型及缓释剂型两种。具有 5-HT 和 NE 双重摄取抑制作用，对 M_1、H_1、α_1 受体作用轻微，相应不良反应亦少。疗效与咪帕明相当或更优，起效时间也较快，对难治性抑郁症也有较好的治疗作用。

（1）代谢及药理作用：文拉法辛口服易吸收，主要代谢物为去甲基文拉法辛，蛋白结合率低仅 27%，因而不会引起与蛋白结合率高药物之间置换作用。快速释放剂型 $t_{1/2}$ 短，为 4～5h，故应分次服用；但缓释剂型每天服药一次。文拉法辛和其代谢产物主要经肾脏排泄。对肝药酶 P450 2D6 抑制作用小，提示药物相互作用可能性较少。

文拉法辛及其活性代谢产物 O-去甲基文拉法辛（ODV）在体外试验中证实能阻断 5-HT 和 NE 再摄取，但即使在极高剂量时对多巴胺（DA）的再摄取抑制作用也较弱。文拉法辛和 ODV 不抑制单胺氧化酶 A（MAO-A）或者单胺氧化酶 B（MAO-B）活性，体外研究认为对毒蕈碱样胆碱受体和组胺 H_1 受体以及 α 肾上腺素能受体的亲和力均较低或无。无明显的抗胆碱能作用和过度镇静等不良反应。近年来的研究还认为，文拉法辛等 SNRI 类抗抑郁药对背侧缝际核（DRN）的 5-HT 神经元和蓝斑（LC）的 NE 神经元突触终端及胞体-树突（somato-dendrite）的自身受体（autoreceptor）和异质性受体（heteroreceptor）具有一定的抑制作用，从而增加了突触后 5-HT 和 NE 的释放和加快突触前膜自身受体的"脱敏"过程，也从机制上部分解释了 SNRIs 在抗抑郁和抗焦虑的疗效。

（2）适应证：主要为抑郁症、伴焦虑症状的抑郁障碍及广泛性焦虑症。

(3) 禁忌证：无特殊禁忌证，严重肝、肾疾病，高血压，癫痫患者应慎用。禁与 MAOIs 和其他 5-HT 激活药联用，避免出现中枢 5-羟色胺综合征。

(4) 用法和剂量：最小有效剂量 75mg/d，治疗剂量为 75～300mg/d，一般为 150～200mg/d，快速释放剂型分 2～3 次服；缓释胶囊每粒 75～150mg，有效剂量 75～300mg/d，日服 1 次。

(5) 不良反应：文拉法辛安全性好，不良反应少，常见不良反应有恶心、口干、出汗、乏力、焦虑、震颤、阳痿和射精障碍。不良反应的发生与剂量有关，大剂量时血压可能轻度升高。

(二) 度洛西汀（Duloxetine） 度洛西汀是一种 5-羟色胺和去甲肾上腺素的再摄取抑制剂，对多巴胺再摄取有抑制作用。对多巴胺、肾上腺素、胆碱以及组胺受体没有明显的亲和性。度洛西汀对单胺氧化酶没有抑制作用。

(1) 代谢及药理作用：口服吸收完全，代谢广泛，代谢产物多。度洛西汀主要的生物转化途径包括结合后萘基环氧化以及进一步氧化度洛西汀。与血浆蛋白结合率高（>90%），消除半衰期大约为 12h（变化范围为 8～17h），在治疗范围之内其药代动力学参数与剂量成正比。主要经肝脏代谢，对肝药酶 P450 2D6 和 1A2 有抑制作用。仅有少量未经代谢的盐酸度洛西汀原形（约占口服剂量的 1%），大部分（约占口服剂量的 70%）以盐酸度洛西汀代谢产物形式经尿液排出，大约 20% 经粪便排出。

度洛西汀在体内、外研究发现均能抑制 5-HT 和 NE 的再摄取，能显著提高大脑额叶皮质细胞外的 5-HT 和 NE 的水平，而且这种作用与药物剂量密切相关。对于 SNRIs 的"平衡"机制，度洛西汀在动物实验中相对于文拉法辛表现出更好的平衡性，对 NE 的再摄取的影响高于 5-HT 的再摄取抑制。对多巴胺转运体（DAT）的亲和力较弱；对其他神经递质的受体亲和力较低，包括毒蕈碱 M、α-肾上腺素、D_2、H_1、$5-HT_{1A}$、$5-HT_{1B}$、$5-HT_{1D}$、$5-羟色胺_{2A}$、$5-HT_{2C}$ 和类吗啡样受体。所以与 TCAs 相比时其不良反应少,特别是心脑血管及抗胆碱能方面的不良反应,如体位性低血压、跌倒、骨折、视力模糊和交通事故均较少。

(2)适应证:主要用于治疗抑郁症。

(3)禁忌证:禁用于已知对度洛西汀或产品中任何非活性成分过敏的患者;禁止与单胺氧化酶抑制剂(MAOIs)联用;未经治疗的闭角型青光眼患者。

(4)用法和剂量:剂量为40mg/d(20mg 1日2次)至60mg/d(1日1次或30mg 1日2次)。

(5)不良反应:最常见的不良反应包括恶心、口干、便秘、食欲下降、疲乏、嗜睡、出汗增多。

(三)米那普仑(Milnacipran) 属选择性5-HT与NE双重再摄取抑制剂。

(1)代谢及药理作用:口服后迅速吸收,约0.5~4h后达到峰值血浓度,几天后可达到药物稳态血浓度,肾脏和肝脏都参与米那普仑的清除,半衰期约为8h左右,其中50%~60%为药物的原型、20%为葡萄糖醛酸苷结合物的形式从尿中排除,另一部分以N-去甲基米那普仑及其葡萄糖代谢物排出。多次给药也无蓄积现象。在肾脏受损时,药物代谢动力学受到一定影响,所以对一些肾脏受损的患者须调整药物的剂量。在老年患者中,若肾功能下降须调整剂量,若肾功能正常则无须调整剂量。蛋白结合率为13%,且多为不饱和状态。

米那普仑具有改善情绪和焦虑作用,可能与5-HT和NE的双重再摄取抑制作用有关。但对NE的再摄取抑制要大于5-HT的再摄取抑制。药物的作用机制在经典的抑郁模型研究中已得到证实,如学习无助试验和延髓敲除模型。5-HT和NE对疼痛下行通路的作用,也可以解释药物对缓解躯体症状和疼痛综合征的治疗作用。

(2)适应证:主要用于治疗抑郁症。

(3)禁忌证：禁用于已知对度洛西汀或产品中任何非活性成分过敏的患者；禁止与单胺氧化酶抑制剂（MAOIs）联用；未经治疗的闭角型青光眼患者。

(4)用法和剂量：剂量为 100～200mg/d，分 2 次服。

(5)不良反应：其不良反应发生率总体上与 SSRIs 相似。常见的不良反应包括焦虑、眩晕、发热潮红、出汗、恶心、便秘、排尿困难等。

(6)药物相互作用：对肝脏的细胞色素 P450 酶没有影响，很少发生药物的相互作用。

5.2.3.3 NaSSAs

被称为 NE 能和特异性 5-HT 能抗抑郁药，是近年开发的具有 NE 和 5-HT 双重作用机制的新型抗抑郁药。米氮平（Mirtazapine）是代表药，其主要作用机制为增强 NE、5-HT 能的传递及特异阻滞 5-HT_2、5-HT_3 受体，拮抗中枢去甲肾上腺素能神经元突触 α_2 自身受体及异质受体。

(1)代谢及药理作用：口服吸收快，不受食物影响，达峰时间 2h，$t_{1/2}$ 平均为 20～40h，蛋白结合率 85%。主要代谢是在肝脏脱甲基和羟化过程，然后与葡萄糖醛酸酯产生结合反应。主要代谢产物是去甲基米氮平，其药理活性很弱，血浆浓度也低于原药。主要由尿和粪便排出。

米氮平阻断 α_2-自身受体后，促进去甲肾上腺素的释放，因而增加了去甲肾上腺素能神经传导。去甲肾上腺素能系统与 5-羟色胺能系统之间存在显著的相互作用和影响。NE 能神经元通过位于 5-HT 能神经元胞体上的 α_2-异质受体来控制 5-HT 能神经元的放电速率。当 NE 兴奋 α_2-异质受体后，可以加速 5-HT 能神经元的放电。去甲肾上腺素的水平升高，必然会增加 5-HT 能神经元放电，从而促进 5-HT 在神经末梢的释放，突触间隙的 5-HT 浓度提高，从而上调突触后 5-HT 功能，产生抗抑郁作用。另外，此药还阻断 5-羟色胺能神经元突触末梢的 α_2-异质受体,从而阻断了去甲肾上腺素对 5-HT 释放的抑制作用,促进了 5-HT 的释放。并具有特异性的阻断突触后 5-HT$_2$ 受体和 5-HT$_3$ 受体能力,使 5-HT$_1$ 受体兴奋性增强,5-HT$_1$ 受体支配的神经传导得以增加。避免出现与其他 5-HT 受体相关的不良反应。对 H$_1$ 受体的亲和力高,有镇静作用;同时对外周去甲肾上腺素能神经元突触 α$_2$ 受体的中等程度的拮抗作用,与引起的体位性低血压有关;而抗胆碱能作用小。

(2) 适应证:各种抑郁障碍,尤其适用于重度抑郁和明显焦虑,激越及失眠的抑郁患者。

(3) 禁忌证:严重心、肝、肾病及白细胞计数偏低的患者慎用。不宜与乙醇、安定和其他抗抑郁药联用。禁与 MAOIs 和其他 5-HT 激活药联用,避免出现中枢 5-羟色胺综合征。

(4) 用法和剂量:开始 30mg/d,必要时可增至 45mg/d,日服 1 次,晚上服用。

(5) 不良反应:本药耐受性好,不良反应较少,无明显抗胆碱能作用和胃肠道症状,对性功能几乎没有影响。常见不良反应为镇静、倦睡、头晕、疲乏、食欲和体重增加。

5.2.3.4 TCAs

三环类抗抑郁药又可再分为叔胺类如咪帕明(Imipramine)、阿米替林(Amitriptyline)、多塞平(Doxepin)和仲胺类,后者多为叔胺类去甲基代谢物,如去甲丙米嗪(Desipramine,地昔帕明)、去甲替林(Nortriptyline)。马普替林(Maprotiline)属四环类,但其药理性质与 TCAs 相似。

(1) 代谢及药理作用:TCAs 类口服吸收快,血药浓度 2~8h 达峰值,约 90% 与血浆蛋白结合,通过羟基化和去甲基代谢,大部分经尿排出,$t_{1/2}$ 平均 30~48h,达稳态时间为 5~14 天。

三环类抗抑郁药的主要药理作用为突触前摄取抑制,使突触间隙 NE 和 5-HT 含量升高从而达到治疗目的。突触后 α$_1$、H$_1$、M$_1$ 受体阻断,导致低血压、镇静和口干、便秘等不良反应。

(2) 适应证：各种类型及不同严重程度的抑郁障碍。氯米帕明可用于治疗强迫症。

(3) 禁忌证：①严重心、肝、肾病；②癫痫；③急性闭角型青光眼；④12岁以下儿童，孕妇，前列腺肥大慎用；⑤TCAs过敏者；⑥禁与MAOIs联用。

(4) 用法和剂量：TCAs治疗指数低，剂量受镇静、抗胆碱能和心血管不良反应限制。一般为50～250mg/d，剂量缓慢递增，分次服。减药宜慢，突然停药可能出现胆碱能活动过度，引起失眠、焦虑、易激惹、胃肠道症状、抽动等症状。

(5) 不良反应：主要有：①中枢神经系统：过度镇静，记忆力减退，转为躁狂发作；②心血管：体位性低血压，心动过速，传导阻滞；③抗胆碱能：口干，视物模糊，便秘，排尿困难；④过量反应：TCAs服用超过一天剂量的10倍时就有致命性危险，心律失常是最常见的致死原因。

(6) 药物相互作用：①药效动力学的相互作用：药效的相互作用是指一种药物的临床作用影响另一种药物的临床作用，常见的是两种药物的作用叠加导致不良事件。如TCA与MAOI一起合用时的相互作用就可能致命；TCA与抗精神病药或苯二氮䓬类药物合用时会增加镇静作用；TCAs与奎尼丁都有奎尼丁样作用，两种药物对心脏的传导系统都有阻滞作用，故其作用有叠加效应。另外，奎尼丁对细胞色素P450 2D6有抑制作用，增加TCAs的浓度，会进一步加重上述不良反应。②药代动力学相互作用：药代动力学相互作用中的一种类型是酶抑制作用，多种药物能够阻断TCAs的代谢途径，导致较高的和潜在的毒副反应危险发生。尤其是地昔帕明通过细胞色素P450 2D6酶代谢，抑制2D6酶可以使地昔帕明的血浆浓度达到很高的水平而引发毒性反应。SSRIs（如氟西汀、帕罗西丁）、安非他酮和一些抗精神病药等可以抑制2D6酶，正常剂量的氟西汀和帕罗西汀可以将地昔帕明及其代谢产物的浓度提高3～4倍之多。另一种类型是酶诱导作用，这种相互作用的结果是使该药临床作用明显下降。巴比妥类药和卡马西平可以诱导 3A4 酶，当 3A4 酶被诱导时，3A4 酶就成为地昔帕明和其他 TCAs 的重要代谢途径。因此，在与巴比妥类药合并使用时，地昔帕明很难达到有效血药浓度。③酒精与 TCAs 有着比较复杂的相互作用，一次大量饮酒可以降低首过代谢，引起 TCAs 血药水平的升高。因为 TCAs 过量常常与饮酒有关，二者一起被摄入体内，产生相互竞争作用，从而造成体内血药浓度升高。但是长期饮酒，可以诱导肝酶产生而使体内 TCAs 血药水平降低。

5.2.3.5 NRI

为选择性 NE 再摄取抑制剂，瑞波西汀（Reboxetine）为代表药物。通过对 NE 的再摄取的选择性阻断，提高脑内 NE 的活性，从而具有抗抑郁作用。该药不影响多巴胺以及 5-羟色胺的再摄取，它与肾上腺素、毒蕈碱，胆碱能组胺、多巴胺以及 5-羟色胺受体的亲和力较低。

（1）代谢及药理作用：口服吸收快，达峰时间 2.5h，$t_{1/2}$ 平均为 12.5h，因而一天服用两次。蛋白结合率 98%，主要代谢途径可能是经过 1.4 氧氮杂环乙烷的氧化，乙氧苯基环脱羟以及羟基化。大部分由尿排出。

瑞波西汀对 NE 再摄取有明显抑制作用，比对 5-HT 和 DA 的再摄取抑制作用分别高出 100 倍和 1000 倍，对 5-HT 和 DA 的再摄取几乎没有临床意义。对 α_1、α_2 和 β-肾上腺素、多巴胺 D_2、组胺 H_1 及毒蕈碱样受体（M 型受体）仅有极弱的亲和力（Ki>1000nMol/L）。

（2）适应证：主要治疗抑郁症。长期治疗能有效预防抑郁症的复发。

（3）禁忌证：妊娠、分娩、哺乳期妇女；对本品过敏者；肝肾功能不全的患者；有惊厥史者（如癫痫）；青光眼患者、前列腺增生引起的排尿困难者；血压过低（低血压）患者；心脏病患者，如近期发生血管意外的患者。

(4) 用法和剂量：开始 8mg/d，分两次服用，起效时间为 2～3 周。用药 3～4 周如疗效欠佳可增至 12mg/d，分 3 次服用。最大剂量不超过 12mg/d。

(5) 不良反应：本药耐受性好，不良反应较少，常见不良反应为口干、便秘、失眠、勃起困难、排尿困难、尿潴留、心率加快、静坐不能、眩晕或体位性低血压。

(6) 药物相互作用：该药主要经 CYP3A4 酶代谢，凡是能抑制 CYP3A4 酶活性的药物，如酮康唑，可能增加本品的血药浓度。

与下列药物有协同作用：单胺氧化酶抑制剂如吗氯贝胺，$SSRI_S$，锂盐，TCAs；抗心率失常药如普萘洛尔；抗生素如红霉素；降压药以及利多卡因、美沙酮等药物。

5.2.3.6 SMA

为 5-HT 平衡抗抑郁药，主要有曲唑酮和奈法唑酮两种。作用机理是阻断 $5-HT_2$ 受体，抑制 5-HT 和 NE 的再摄取。它们的疗效与 TCA 的咪帕明及其他老一代抗抑郁药相当。

(一) 曲唑酮（Trazodone） 为四环结构的三唑吡啶衍生物，有相对强的 H_1、$α_2$ 受体拮抗作用，故有较强镇静作用，$α_2$ 受体拮抗可能与阴茎异常勃起有关，$α_1$ 受体拮抗可引起体位性低血压。

(1) 代谢及药理作用：口服吸收好，约 1h 达峰，蛋白结合 89%～95%，$t_{1/2}$ 5～9h，老人为 11.6h，4 天内达稳态，主要经尿排泄。

曲唑酮在 5-HT 能系统的药理作用，相对比较复杂。其对 5-羟色胺再摄取抑制的选择性作用明显较弱，对 NE 和 DA 的作用也很微弱。在大鼠实验中，给予曲唑酮可引起大鼠额叶皮质细胞外 5-HT 浓度升高 5 倍。引起细胞外 5-HT 浓度升高的作用机制涉及 5-羟色胺转运体（5-HTT）和 $5-HT_{2A/2C}$ 受体。另外，曲唑酮具有部分 5-HT 受体的拮抗作用,特别是对 5-HT$_{1A}$ 受体、5-HT$_{1C}$ 受体和 5-HT$_2$ 受体的拮抗。它的活性代谢产物 m-氯苯基哌嗪,是 5-HT 的直接激动剂。所以曲唑酮能被视作为 5-HT 平衡激动/拮抗剂。

(2) 适应证:各种轻、中度抑郁障碍,重度抑郁效果稍逊;因有镇静作用,适用于伴焦虑、失眠的轻、中度抑郁。

(3) 禁忌证:低血压、室性心律失常。

(4) 剂量和用法:起始剂量为 50~100mg,每晚 1 次,每隔 3~4 日增加 50mg,常用剂量 150~300mg/d,分 2 次服。

(5) 不良反应:常见者为头疼、镇静、体位性低血压、口干、恶心、呕吐、无力,少数可能引起阴茎异常勃起。

(6) 药物相互作用:可加强中枢抑制剂,包括酒精的抑制作用,也不宜和降压药联用,和其他 5-HT 能药联用可能引起 5-HT 综合征,禁与 MAOIs 联用。

(二) 奈法唑酮(Nefazodone)

药理作用类似曲唑酮,但镇静作用、体位性低血压较曲唑酮轻。其优点是不引起体重增加,性功能障碍也较少。

(1) 代谢及药理作用:口服吸收快,1~3h 达峰,达稳态 2~5 天,$t_{1/2}$ 约 18h,蛋白结合率 99%。奈法唑酮是 5-HT$_2$ 受体的拮抗剂,同时也是较弱的 5-HT 和 NE 再摄取抑制剂。与 α_2-受体、β-受体或 5-HT$_{1A}$ 受体的亲和力较弱,对 α_1-受体的亲和力低于曲唑酮。对 H$_1$、毒蕈碱样 M、DA、苯二氮䓬类、GABA(γ-氨基丁酸)、μ 阿片类受体无亲和力。

(2) 适应证:同曲唑酮,尤其适用于伴有睡眠障碍的抑郁患者。

(3) 用法和剂量:300~500mg/d,分次服,缓慢加量。

(4) 不良反应:常见有头昏、乏力、口干、恶心、便秘、嗜睡。

(5) 药物相互作用:本药对 CYP3A4 有抑制作用,与由该酶代谢的药联用应小心。可轻度增高地高辛血药浓度,地高辛治疗指数低,两药不宜联用。

奈法唑酮曾一度被应用于临床,并显示出较好的抗抑郁效果和安全性。但 2003 年 12 月 10 日,加拿大渥太华公布的一则新闻称,自 1994 年奈法唑酮被批准上市至 2002 年底,加拿大已有至少 38 例患者出现肝脏损害,其中 1 例死亡。有关奈法唑酮致肝功能异常,Stewart 等(2003)的研究发现,32 例肝损害患者中,26 例为重性,肝功能衰竭 3 例,肝细胞变性、肝坏死和暴发型肝炎各 1 例。因此该药的使用需要可靠的临床监测(Lucena 等,2003)。原专利生产商已将其撤出市场,但是,包括美国在内的一些国家目前仍将其作为非专利产品进行使用,在治疗中应监测肝功能

5.2.3.7 NDRIs

是一种中度 NE 和相对弱的 DA 再摄取抑制剂,不作用于 5-HT。主要有安非他酮(Bupropion),为单环胺酮结构,化学结构与精神兴奋药苯丙胺类似。

(1)代谢及药理作用:口服吸收快,2h 达峰,蛋白结合率 85%,清除 $t_{1/2}$ 第一时相约 1.5h。安非他酮具有 DA 和 NE 增强作用,对 5-HT 无明显影响。最近的研究,发现安非他酮对乙酰胆碱受体存在非竞争性抑制作用,具有戒烟和抗抑郁作用。

(2)适应证:各种抑郁障碍。据报道该药转躁风险小,适用于双相抑郁患者。

(3)禁忌证:癫痫、器质性脑病的患者,禁与 MAOIs、SSRIs 和锂盐联用。

(4)用法和剂量:150~450mg/d,缓慢加量,因半衰期短,一般分为 3 次口服,每次剂量不应大于 150mg。

(5)不良反应:常见为失眠、头疼、坐立不安、恶心和出汗。少数患者可能出现幻觉、妄想。少见而严重的不良反应为抽搐,发生率与剂量相关。本药的优点是无抗胆碱能不良反应,心

血管不良反应小,无镇静作用,不增加体重,不引起性功能改变,转躁可能性小。但可能会引起精神病性症状或癫痫大发作。

(6) 药物间相互作用:安非他酮和羟化安非他酮是 2D6 酶的抑制剂。曾报道安非他酮与氟西汀或三环类抗抑郁药合用出现毒性反应。另外卡马西平也可影响安非他酮的代谢。

5.2.3.8 SSRA

5-HT 再摄取激动剂噻奈普汀(Tianeptine),结构上属于三环类抗抑郁药,但并不同于传统的三环类抗抑郁药,具有独特的药理作用。经过多项研究证实,噻奈普汀具有广泛的、良好的抗抑郁作用,长期服用可减少抑郁的复发,对老年抑郁症也具有较好的疗效。可增加突触前 5-HT 的再摄取,增加囊泡中 5-HT 的贮存,且改变其活性,突触间隙 5-HT 浓度减少,而对 5-HT 的合成及突触前膜的释放无影响。在大脑皮层水平,增加海马锥体细胞的自发性活动,并加速其功能抑制后的恢复;增加皮层及海马神经元再摄取 5-HT。

(1) 代谢及药理作用:口服吸收快并完全,与蛋白结合率高(约 94%)。生物利用度高。半衰期较短,为 2.5h。肝脏首过效应小,在肝脏通过 β-氧化和 N-脱甲基过程被广泛代谢,其代谢产物主要通过肾脏排泄。

此药可增加突触前 5-HT 的再摄取,增加囊泡中 5-HT 的贮存,且改变其活性,突触间隙 5-HT 浓度减少,而对 5-HT 的合成及突触前膜的释放无影响。在大脑皮层水平,增加海马锥体细胞的自发性活动,并加速其功能抑制后的恢复;增加皮层及海马神经元再摄取 5-HT。通过增强 5-HT 再摄取,抑制了应激所致的海马细胞的萎缩,修复其损伤,并预防应激对海马直接累积的损害。在抗抑郁的同时,对警觉性、记忆、注意等认知功能无明显影响。不阻断 M、H、$α_1$-受体,故极少引起心血管系统不良反应。

(2) 适应证:各种抑郁症,尤其是老年抑郁症。

(3) 禁忌证：对噻奈普汀或产品中任何成分过敏的患者；禁止与单胺氧化酶抑制剂（MAOIs）联用；未满15岁的儿童。

(4) 用法和剂量：推荐剂量为12.5 mg，每日3次（37.5 mg/d）。肾功能损害者及老年人应适当减少剂量，建议服用25mg/d。

(5) 不良反应：较常见的有上腹疼痛、腹痛、口干、厌食、恶心、呕吐、便秘、胀气、失眠/多梦、虚弱、眩晕、头痛、心动过速等。

(6) 药物间相互作用：此药与非选择性单胺氧化酶抑制剂可能发生药物间的相互作用，这两种药物合用会增加发生心血管疾病的发作或阵发性高血压、高热、抽搐和死亡的危险。与麻醉药物合用时，需注意可能出现药物相互作用，通常在手术前24小时或48小时必须停止使用噻奈普汀。

5.2.3.9 α_2-拮抗和 5-HT_1、5-HT_2 拮抗剂

主要为米安舍林（Mianserin），是一种四环类抗抑郁药。

(1) 代谢及药理作用：吸收快，达峰时间3h，达稳时间6天，主要由尿排出，$t_{1/2}$平均为32h。药理作用不同于三环类，能选择性阻断突触前α_2-肾上腺素受体，使突触间隙NE浓度增高。并能阻断5-HT_2受体和H_1受体。具有抗抑郁、抗焦虑作用及镇静作用；没有抗胆碱能作用；没有心血管毒性作用。

(2) 适应证：各种抑郁障碍，特别适用于有焦虑、失眠的抑郁患者。

(3) 禁忌证：低血压，白细胞计数低的患者。

(4) 用法和剂量：30～90mg/d，可晚上1次顿服，从小剂量开始。

(5) 不良反应：本药抗胆碱能、心血管不良反应小，对肝、肾功能影响小。主要不良反应有头晕、乏力、思睡。罕见粒细胞减少。

5.2.3.10 MAOIs

单胺氧化酶抑制剂按可逆性可分为可逆性和不可逆性，按选

择性可分为选择性和非选择性。不可逆性的MAOIs，即以肼类化合物如苯乙肼及非异烟肼类的衍生物如反苯环丙胺为代表的老一代MAOIs；可逆性选择性单胺氧化酶A的抑制剂主要有吗氯贝胺（Moclobemide），是新一代MAOIs。

（1）代谢及药理作用：苯乙肼口服后吸收迅速而完全，吸收后1小时内血浆浓度都能达峰值，在肝脏中通过乙酰转移酶的作用进行乙酰化代谢，$t_{1/2}$均为2小时左右。吗氯贝胺通过肝脏首过消除，对MAO的抑制作用持续时间仅为1小时。主要由尿液排泄。该类药物通过抑制MAO，减少单胺类递质的灭活，增加突触部位单胺类递质的含量，从而产生抗抑郁作用。作用出现较快，服药后5天左右即能见效。此外，动物实验表明该类药物有镇痛作用。

（2）适应证：抑郁症、非典型抑郁症、伴有焦虑或疼痛等症状的抑郁症。

（3）禁忌证：苯乙肼禁用于孕妇、癫痫、心力衰竭、脑血管病、肝病、嗜铬细胞瘤等患者。高血压、青光眼患者慎用。吗氯贝胺禁用于嗜铬细胞瘤及甲状腺功能亢进患者。

（4）用法和剂量：苯乙肼常用剂量15～75mg/d；吗氯贝胺治疗剂量范围为150～600mg/d，起始量100～200mg/d，3天后视病情缓慢加量，分2～3次服。

（5）不良反应：苯乙肼等非选择性MAOIs的主要不良反应有：紧张、失眠、头痛、头晕、震颤、惊厥、动作失调、反射亢进、排尿困难、口干、便秘、皮疹、体位性低血压、肝脏毒性（可引起肝细胞坏死）等。过量急性中毒时表现为激动、幻觉、谵妄、高热、惊厥及昏迷，甚至死亡。严重而危险的毒性反应为中毒性肝损害和高血压危象，一旦出现应立即停药并对症处理。在使用时应避免食用含酪胺的食物（如奶酪、红葡萄酒、腌鱼、啤酒、鸡肝等），由于肠和肝中的MAO被药物抑制，食物中的酪胺不被肝和肠中的MAO代谢灭活，以至有大量的酪胺进入血中，而酪胺可作为假性递质，并促进去甲肾上腺素释放，从而引起高血压反应，严重时表现为高血压危象，出现严重的头痛，甚至脑出血。吗氯贝胺具有高度选择性，不良反应少且轻微，主要有恶心，其次为口干、便秘、头痛、眩晕、失眠、体位性低血压等，大大降低了酪胺效应的危险性。

（6）药物相互作用：单胺氧化酶抑制剂具有广泛抑制单胺氧化酶的特性，所以与许多药物之间存在着相互作用的可能性，如与 TCAs 等杂环类抗抑郁药合并，会引起血压升高、抽搐发作可能；如与 SSRIs 合并使用，会引起 5-HT 综合征等。更重要的是还包括大量的非处方药物，特别是含有拟交感神经作用化合物的止咳糖浆。这类药物与 MAOIs 合用时可能出现高血压危象。对需进行手术并已使用 MAOIs 的患者，应引起注意。许多麻醉药物可与 MAOIs 发生相互作用。特别是度冷丁与苯乙肼或反苯环丙胺合用时会出现昏迷、高热和血压过高。目前的观点是，服用 MAOIs 的患者在麻醉前后，需要使用吗啡或芬太尼更合适。

5.2.3.11 其他药物

（1）氟哌噻吨/美利曲辛（Flupentixol/Melitracen）复方制剂，每片含相当于 0.5mg 氟哌噻吨的二盐酸氟哌噻吨，以及 10mg 美利曲辛的盐酸美利曲辛。氟哌噻吨是一种抗精神病药，小剂量具有抗焦虑和抗抑郁作用。美利曲辛是一种抗抑郁剂，低剂量应用时，具有兴奋性。此药具有抗抑郁、抗焦虑和兴奋特性。适用于轻、中度的抑郁症，尤其是心因性抑郁，躯体疾病伴发抑郁，围绝经期抑郁，酒依赖及药瘾伴发的抑郁。

常用剂量为每天 2 片，早晨及中午各一片；严重病例早晨的剂量可加至 2 片。老年患者早晨服 1 片即可。不良反应少见，可能会有短暂的不安和失眠，长期使用可能出现锥体外系反应。不适用于过度兴奋或活动过多的患者，因药物的兴奋作用可能加重这些症状。大剂量长期使用突然停药会引起撤药症状。禁与单胺氧化酶抑制剂合用，宜在单胺氧化酶抑制剂停用的 2 周后，方可换用本药。

(2) 贯叶连翘植物提取物（neurostan，SWE，LI 160），从草药（贯叶连翘，圣约翰草）中提取的一种天然药物。其主要药理成分为 Hyperforin 和 Hypericum Perforatum，其药理机制复杂，对 5HT、NE、DA 再摄取均有明显的抑制作用，并具有相似的效价，这在已知的抗抑郁药物中很少见。疗效与马普替林、阿米替林相当，耐受性优于阿米替林。适用于轻、中度的抑郁症。同时能改善失眠及焦虑。由于为天然药物，即使大量服用也是安全的。在欧洲及美国，该药作为非处方用药。

剂量为每次 300mg，3 次/天。有严重肝肾功能不全者慎用或减量，出现过敏反应者禁用。不良反应有胃肠道反应、头晕、疲劳和镇静。相对严重的是皮肤的光过敏反应。

常用的几种抗抑郁药的剂量范围、主要不良反应及禁忌证见表 5-4。

5.2.4　抗抑郁药的选用

抗抑郁药的疗效和不良反应均存在个体差异，这种差异在治疗前很难预测。一般而言，几种主要抗抑郁药疗效大体相当，又各具特点，药物选择主要取决于患者躯体状况、疾病类型和药物不良反应。表 5-5 列出了几种主要抗抑郁药在选择时的比较。

抗抑郁药的选用，要综合考虑下列因素：①既往用药史：如有效仍可用原药，除非有禁忌证。②药物遗传学：近亲中使用某种抗抑郁药有效，该患者也可能有效。③药物的药理学特征：如有的药镇静作用较强，对明显焦虑激越的患者可能较好。④可能的药物间相互作用：有无药效学或药代学配伍禁忌。⑤患者躯体状况和耐受性。⑥抑郁亚型：如非典型抑郁可选用 SSRIs 或 MAOIs，精神病性抑郁可选用阿莫沙平。⑦药物的可获得性及药物的价格和成本问题。

表 5-4 常用的几种抗抑郁药

	剂量范围 (mg/d)	主要不良反应	禁忌证
5-HT 摄取抑制剂 SSRIs			
氟西汀 fluoxetine	20~60，早餐后顿服，剂量大，可分 2 次服	胃肠道反应，头痛，失眠，焦虑，性功能障碍	禁与 MAOIs、氯咪帕明、氨酸等联用
帕罗西汀 paroxetine	20~60，同上	同上，抗胆碱能反应，镇静作用较强	同上
舍曲林 sertraline	50~200，同上	同上	同上
氟伏沙明 fluroxamine	50~300，晚顿服或午、晚分次服	同上，镇静作用较强	同上
西酞普兰 citalopram	20~60，早餐后顿服，剂量大，分 2 次服	胃肠道反应，头痛，失眠，焦虑，性功能障碍	同上
艾司西酞普兰 escitalopram	10~20，早餐后顿服	同上	同上
5-HT/NE 再摄取抑制剂 SNRIs			
文拉法辛 venlafaxine	75~300，速释制分 2 次服，缓释剂早餐后顿服	胃肠道反应，血压轻度升高，性功能障碍，体重增加	禁与 MAOIs 联用
度洛西汀 duloxetine	40~60，分 2 次服，或早餐后顿服	胃肠道反应，口干，疲乏嗜睡，出汗增多	禁与 MAOIs 联用

续表

	剂量范围（mg/d）	主要不良反应	禁忌证
NE/特异性 5-HT 受体拮抗剂 NaSSAs			
米氮平 mirtazapine	15~45，分 1~2 次服	镇静、口干、头晕、疲乏、体重增加、胆固醇升高、粒细胞减少（罕见）、性功能障碍	禁与 MAOIs 联用，出现感染症状应查血象
三环类 TCAs			
阿米替林 amitriptyline	50~250，分次服	过度镇静，体位性低血压、抗胆碱能不良反应	严重心肝肾病
咪帕明 imipramine	50~250，分次服	同上	同上
多塞平 doxepine	50~250，分次服	同上	同上
氯咪帕明 chlornipramine	50~250，分次服	同上、抽搐	同上、癫痫
马普替林 maprotiline	50~225，分次服	同上、抽搐	同上、癫痫
选择性 NE 再摄取抑制剂 NRI			
瑞波西汀 reboxetine	8~12，分次服	口干、便秘、失眠、勃起困难、排尿困难、尿潴留、心率加快、静坐不能、眩晕或体位性低血压	孕妇，哺乳期妇女，青光眼、前列腺增生、低血压、心脏病

续表

	剂量范围 (mg/d)	主要不良反应	禁忌证
NE/DA 再摄取抑制剂 NDRIs			
安非他酮 bupropion	150~450，分次服	厌食、失眠、头痛、震颤、焦虑、幻觉妄想、抽搐。体重增加和性功能障碍少	癫痫、精神病、禁与 MAOIs、氟西汀、锂盐联用
5-HT 平衡抗郁剂 SMA			
曲唑酮 trazodone	50~300，分次服	口干、镇静、头晕、倦睡、阴茎异常勃起	低血压、室性心律失常
奈法唑酮 nefazodone	50~300，分次服	头晕、乏力、口干、恶心、镇静、便秘、体位性低血压、肝脏损害	禁与地高辛、特非那定联用
5-HT 再摄取激动剂 SSRA			
噻奈普汀 tianeptine	25~37.5，分次服	口干、便秘、失眠、头晕、恶心、紧张	孕妇、哺乳期妇女，禁与 MAOIs 药联用
单胺氧化酶抑制剂 MAOIs			
吗氯贝胺 moclobemide	150~600，分次服	头痛、便秘、失眠、体位性低血压、肌阵挛、体重增加	禁与交感胺、SSRIs、SNRI 等药联用

表 5-5 几种主要抗抑郁药的比较和选择

类别	抗抑郁	抗焦虑	相对毒性 不良反应	优点	缺点
SSRIs					
氟西汀	++	+	+	停药反应少	均有性功能障碍、焦虑、失眠
帕罗西汀	++	++	+	镇静作用较强	$t_{1/2}$长、清洗期长、药物相互作用(2D6,3A4)
舍曲林	++	++	+	药物相互作用较少	头疼、困倦、抗胆碱能不良反应、药物相互作用(2D6)
氟伏沙明	++	++	+	镇静作用较强	消化道症状较明显
西酞普兰	++	++	+	药物相互作用少	恶心、药物相互作用(1A2)
艾司西酞普兰	+++	++	+	药物相互作用少	恶心
SNRIs					
文拉法辛	+++	++	+	重度抑郁疗效较好、药物相互作用小	恶心
度洛西汀	+++	++	+	重度抑郁疗效较好	焦虑、恶心、头疼、血压轻度升高、性功能障碍
NaSSAs					
米氮平	++	++	+	胃肠道副反应少、性功能障碍少	恶心、口干、便秘、食欲下降、疲乏、嗜睡、出汗增多、药物相互作用(2D6,1A2)

镇静、倦睡、体重增加、粒缺罕见、如有感染应检查WBC

续表

类别	抗抑郁	抗焦虑	相对毒性	不良反应	优点	缺点
TCAs	++	++	++	+++	价格便宜	不良反应较多，过量危险
NRI						
瑞波西汀	++	+	+	++	可预防抑郁症复发	低血压，药物相互作用
SMA						
曲唑酮	+	++	+	+	改善睡眠，抗焦虑	镇静，头晕，低血压，阴茎异常勃起
奈法唑酮	++	+++	+	+	改善睡眠，抗焦虑，性功能障碍少	镇静，肝脏损害，药物相互作用（3A4）
NDRIs						
安非他酮	++	−	++	+	躁狂少，性功能障碍少	过度兴奋，抽搐，失眠，恶心，头痛，震颤，精神病性症状
SSRA						
噻奈普汀	++	++		+	抗焦虑，无镇静作用，性功能障碍少	口干，恶心
MAOIs						
吗氯贝胺	+	+	+	+	无镇静作用，无性功能障碍	头疼，失眠，焦虑，药物相互作用

注：+ = 轻，++ = 中，+++ = 重。

5.2.5 对不同类型抑郁症的治疗建议

5.2.5.1 伴有明显激越的抑郁症的治疗

抑郁症患者可伴有明显激越,激越是女性围绝经期抑郁症的特征。伴有明显激越和焦虑的抑郁症患者往往病情较严重,药物治疗起效较慢,且疗效较差,较容易发生自杀。在治疗中可考虑选用有镇静作用的抗抑郁剂,如 SSRIs 中的氟伏沙明、帕罗西汀,NaSSAs 中的米氮平,SARIs 中的曲唑酮,以及 TCAs 中的阿米替林、氯咪帕明等,也可选用 SNRIs 中的文拉法辛。在治疗的早期,可考虑抗抑郁药合并苯二氮䓬类的劳拉西泮(1~4mg/d)或氯硝西泮(2~4mg/d)。当激越焦虑的症状缓解后可逐渐停用苯二氮䓬类药物,继续用抗抑郁剂治疗。抗抑郁药治疗的原则和一般的抑郁障碍的治疗相同,保证足量足疗程。

5.2.5.2 伴有强迫症状的抑郁症的治疗

抑郁症患者可伴有强迫症状,强迫症的患者也可伴有抑郁,两者相互影响。有人认为伴有强迫症状的抑郁症患者预后较差。药物治疗常使用 TCAs 中的氯咪帕明,以及 SSRIs。通常使用的剂量较大,如氟伏沙明可用至 200~300mg/d、舍曲林 150~250mg/d、氯咪帕明 150~300mg/d。

5.2.5.3 伴有精神病性症状抑郁症的治疗

精神病性一词传统上强调患者检验现实的能力丧失,伴有幻觉、妄想、阳性思维形式障碍或木僵等精神病性症状。精神障碍程度严重,属于重性精神病范畴。有人认为这是一种独立的亚型,患者家族中患有精神病性抑郁的比率较高,且较非精神病性抑郁症更具遗传倾向。血清皮质醇水平高,DST 阳性率高;血清多巴胺-β-羟化酶活性低;尿中 MHPG 低;脑脊液中 HVA 高。

使用抗抑郁药物治疗的同时,可合并第二代抗精神病药或第一代抗精神病药物,如利培酮、奥氮平、喹硫平及舒必利等,剂量可根据精神病性症状的严重程度适当进行调整，当精神病性症状消失后，继续治疗1~2个月，若症状未再出现，可考虑减药，直至停药，减药速度不宜过快，避免出现撤药综合征。

5.2.5.4　伴有躯体疾病的抑郁障碍的治疗

伴有躯体疾病的抑郁障碍，其抑郁症状可为脑部疾病的症状之一，如脑卒中，尤其是左额叶、额颞侧的卒中；抑郁症状也可能是躯体疾病的一种心因性反应；也可能是躯体疾病诱发的抑郁障碍。躯体疾病与抑郁症状同时存在，相互影响。抑郁障碍常常会加重躯体疾病，甚至使躯体疾病恶化，导致死亡，如冠心病、脑卒中、肾病综合征、糖尿病、高血压等。躯体疾病也会引起抑郁症状的加重。故需有效地控制躯体疾病，并积极地治疗抑郁。抑郁障碍的治疗可选用不良反应少，安全性高的SSRIs或SNRIs药物。如有肝肾功能障碍者，抗抑郁药的剂量不宜过大。若是躯体疾病伴发抑郁障碍，经治疗抑郁症状缓解，可考虑逐渐停用抗抑郁药。若是躯体疾病诱发的抑郁障碍，抑郁症状缓解后仍需继续治疗。

5.2.6　难治性抑郁症的药物治疗

5.2.6.1　难治性抑郁症的概念

目前尚无统一的标准，较严谨的标准是：首先应符合ICD-10或CCMD-3抑郁发作的诊断标准；并且用现有的2种或2种以上不同化学结构的抗抑郁药，经足够剂量（治疗量上限，必要时测血药浓度）、足够疗程治疗（6周以上），无效或收效甚微者。

难治性抑郁症约占抑郁症患者的10%~20%。难治性抑郁症是一较复杂的问题。处理颇为棘手，是目前精神病学面临的难题之一。在诊断难治性抑郁症时应注意以下几个问题：①诊断是否准确？②患者是否伴有精神病性症状？③患者是否得到适当治疗（剂量及疗程）？④不良反应是否影响达到有效治疗剂量？

⑤患者依从性是否好？⑥药物使用方式是否合适？⑦治疗结果是如何评价的？⑧是否存在影响疗效的躯体疾病及精神病性障碍？⑨是否存在其他干扰治疗的因素？

只有全面考虑以上这些问题后，才能对难治性抑郁症作出正确的诊断。

5.2.6.2 难治性抑郁症的药物治疗建议

对难治性抑郁症建议采取以下治疗策略：

（一）增加抗抑郁药的剂量 增加原用的抗抑郁药的剂量，至最大治疗剂量的上限。在加药过程中应注意药物的不良反应，有条件的，应监测血药浓度。但对TCAs的加量，应持慎重态度，严密观察心血管的不良反应，避免过量中毒。

（二）抗抑郁药物合并增效剂 具体联用方案为：①抗抑郁药合并心境稳定剂：如锂盐（750～1000mg/d），锂盐的剂量不宜太大，通常在750～1000mg/d。一般在合用治疗后的7～14天见效，抑郁症状可获缓解。②抗抑郁药与抗癫痫药联用：如丙戊酸钠（0.4～0.8/d）、卡马西平（0.2～0.6/d）。③抗抑郁药与第二代抗精神病药物联用：如维思通（1～2mg/d）、奥氮平（5～10mg/d）、喹硫平（200～400mg/d）等。④抗抑郁药与丁螺环酮（buspiron）联用：丁螺环酮的剂量逐渐增加至20～40mg/d，分3次口服。⑤抗抑郁药与甲状腺素联用：加服三碘甲状腺素（T_3）25μg/d，1周后加至37.5～50μg/d。可在1～2周显效。疗程1～2个月。不良反应小，但可能有心动过速、血压升高、焦虑、面红。有效率约20%～50%。⑥抗抑郁药与苯二氮䓬类（BZD）联用：可缓解焦虑，改善睡眠，有利于疾病康复。

（三）2种不同类型或不同药理机制的抗抑郁药的联用

（1）SSRI与SARI联用：如白天用SSRIs，如氟西汀；晚上服用SARI，如曲唑酮。

（2）SSRI和SNRI/NaSSA联用：有报道，两药联用对部分难治性抑郁症患者有效，剂量都应比常用的剂量为小，加量的速度也应较慢,同时严密观察药物的不良反应。

(3) SNRI 和 NaSSA 联用。

(四)抗抑郁药合并电抽搐治疗,或采取生物心理社会综合干预措施。

5.2.7 联合用药

一般不推荐 2 种以上抗抑郁药联用,但对难治性病例在足量、足疗程、同类型和不同类型抗抑郁药治疗无效或部分有效时才考虑联合用药,以增强疗效,弥补某些单药治疗的不足和减少不良反应。联合用药的方法详见难治性抑郁症的药物治疗建议。

5.2.8 药物的过量中毒及处理

抑郁患者常有消极悲观厌世观念,有意或误服过量的抗抑郁药以致中毒时有发生,抗抑郁药中以 TCAs 过量中毒危害最大,一次吞服 2.5g 即可致死,尤其老人和儿童。其他抗抑郁药危险相对较小。

5.2.8.1 临床表现

TCAs 过量中毒的临床表现主要为神经、心血管和外周抗胆碱能症状(阿托品中毒症状)、昏迷、痉挛发作、心律失常,还可有兴奋、谵妄、躁动、高热、肠麻痹、瞳孔扩大、肌阵挛和强直,反射亢进、低血压、呼吸抑制、心搏骤停而死亡。

5.2.8.2 处理原则

关键在于预防,TCAs 一次门诊处方量不宜超过 2 周,并嘱家人妥为保管。治疗中应提高警惕,及早发现和积极治疗。处理方法包括支持疗法和对症疗法。如发生中毒,可试用毒扁豆碱缓解抗胆碱能作用,每 0.5~1 小时重复给药 1~2mg。及时洗胃、输液、利尿、保持呼吸道通畅、吸氧等支持疗法。积极处理心律失常,可用利多卡因、普洛奈尔和苯妥英钠等。控制癫痫发作,可用苯妥英钠 0.25g 肌注或地西泮 10～20mg 缓慢静注。由于三环类药物在胃内排空迟缓，故即使服入 6 小时以后，洗胃措施仍有必要。

5.3 抑郁障碍的心理治疗

目前认为，对抑郁障碍患者的心理治疗可有下述效能：①减轻和缓解心理社会应激原的抑郁症状；②改善正在接受抗抑郁药治疗患者对服药的依从性；③矫正抑郁障碍继发的各种不良心理社会性后果，如婚姻不睦、自卑绝望、退缩回避等；④最大限度地使患者达到心理社会功能和职业功能的康复；⑤协同抗抑郁药维持治疗，预防抑郁障碍的复发。

5.3.1 心理治疗的概念

心理治疗，指就诊者（client）与具有合格资质的心理治疗师共同建立一种人际关系的过程。其间，双方需通过洽谈协商，共同制定能改进就诊者不适宜的观念、态度、情感、行为或环境为目标的计划，并按计划分步骤施行。换言之，心理治疗的共同特点是，特定的专业人员通过采用各种不同的心理学方法和技术，影响就诊者思维、态度、情绪和行为趋向健康的一种互动过程。最基本的技术是要求心理治疗师与患者建立言语沟通。

5.3.2 心理治疗的原则

对轻度的抑郁障碍患者，选择单一心理治疗时，建议采纳下述一般原则：①心理治疗的目标应注重当前问题，以消除当前症状为主要目的；②在制定治疗计划时，不以改变和重塑人格作为首选目标；③一般应该限时；④如果患者治疗效果不完全，对症状的进一步评估也有助于计划下一步治疗措施；⑤如果治疗 6 周抑郁症状无改善或治疗 12 周症状缓解不彻底，则需考虑重新评价和换用或联用药物治疗。

5.3.3 心理治疗的种类

对于抑郁障碍患者可采用的心理治疗种类较多，常用的主要有：支持性心理治疗、动力学心理治疗、认知治疗、行为治疗、人际心理治疗、婚姻和家庭治疗等。一般而言，支持性心理治疗可适用于所有就诊对象，各类抑郁障碍患者均可采用或联用；精神动力学的短程心理治疗可用于治疗抑郁障碍的某些亚类，适应对象应有所选择；认知行为治疗方法可矫正患者的认知偏见，减轻情感症状、改善行为应对能力，并可减少抑郁障碍患者的复发；人际心理治疗主要处理抑郁障碍患者的人际问题、提高他们的社会适应能力；婚姻或家庭治疗可改善康复期抑郁障碍患者的夫妻关系和家庭关系，减少不良家庭环境对疾病复发的影响。

5.3.3.1 支持性心理治疗

又称一般性心理治疗，常用的技术为：倾听、解释、指导、疏泄、保证、鼓励和支持等。

具体施行时推荐下述策略：①耐心倾听，首先是认真听取患者的自动述说，以了解病史和问题的症结；同时通过耐心倾听，也可使患者感到有人正在关心和理解他，以初步建立良好的人际接触。倾听无疑是所有心理治疗的前提。②解释指导，倾听之后继而就应对患者有关躯体和精神问题给予合适的解释，并可开展针对性的心理卫生知识教育，对于有关不正确的知识和观念，给予适当的矫正和指导。③导其疏泄，随之也可通过启动患者的情绪表达或疏泄，以减轻痛苦或烦恼。④保证作用，如果患者抑郁障碍反复发作为一种慢性化过程，很容易丧失信心、对康复不抱希望。对此，通过保证作用对提高患者的信心特别重要。⑤鼓励自助，让患者学会应用治疗过程中所学到的各种知识或技巧，调节自我心理功能，提高自我处理问题的能力。⑥建立和发展社会支持系统，治疗中医师应针对患者当前的问题给予建议和指导，在增强其心理承受力的同时,帮助患者去发现和寻找各类可动用的心理社会支持源。⑦要对效果予以阶段性评估,并根据评估结果调整实施方案。

支持性心理治疗每次需时约15~50分钟。

5.3.3.2 精神动力学治疗

精神动力学心理治疗(psychodynamic psychotherapy)是在经典的弗洛伊德精神分析治疗方式上逐步改良和发展起来的一类心理治疗方法,根据治疗时程可简单分为长程和短程两大类。目前推荐用于治疗抑郁障碍的精神动力学心理治疗主要为短程疗法。

这类疗法的共同特点是疗程短,一般每周1次,共10~20次,少数患者可达40次。在治疗结束前一般安排2~3个月的随访,其间逐步拉长会谈见面的间歇期。治疗师的主要任务是通过专业化技术帮助患者认识其抑郁障碍的潜意识内容,从而能够自我控制情感症状和异常行为,同时能更好地处理一些应激性境遇。

短程动力学心理治疗的实施要点为:①在治疗师极少主动参与的前提下,让患者自由联想和自由畅谈;②通过谈话中的某些具体实例去发现线索和若干问题;③从中选择患者认可的某个需重点解决的焦点冲突;④动用治疗性医患关系的作用来解释患者的这类内心冲突;⑤在不依赖治疗师的条件下,通过最为简洁的手段让患者自我感悟和修通,对该问题和冲突达到新的认识,同时学会新的思考或情感表达方式。

5.3.3.3 认知治疗

认知治疗(cognitive therapy)是根据认知过程必然影响情感和行为的理论假设,通过认知和行为技术来改变患者不良认知的一类心理治疗方法。

认知治疗的目标是帮助患者重建认知,矫正患者自身的系统偏见,其中包括对其个体既往生活经历和将来前途作出的种种错误解释和预测。认知治疗是一个学习过程，其间治疗医师扮演主动角色，可帮助患者澄清和矫正认知歪曲和功能失调性假设。

认知治疗的特征有：①治疗中要求治疗师和患者均积极主动参与；②治疗形式呈定式化、且短程限时；③治疗的策略是通过言语交谈与行为矫正技术相结合，来帮助患者识别、检验和改正曲解的观念，故有时又称为"认知行为治疗（CBT）"；④强调对"此时此地"（here and now）心理和境遇问题的比较，让患者应用恰当的思考方式，使症状和不适应行为得到改善。抑郁障碍患者的认知治疗重点是减轻或消除功能失调性活动（activity of dysfunction），同时帮助建立和支持适应性功能，鼓励患者监察内在的相关因素，即导致抑郁的想法、行为和情感。

认知治疗的方法较多，具体实施中，可供选用的认知矫正技术推荐下述5种：①识别自动性想法，治疗师可用提问、想象和角色扮演等技术让患者学会识别自动想法，尤其是识别出那些在激怒、悲观和抑郁情绪之前出现的特殊想法。②识别认知错误和逻辑错误，注意听取和记录患者的自动性想法和"口头禅"（如我应该、必须等），然后采用诘难式或逻辑式提问，帮助患者归纳和总结出一般规律，建立恰当或合理的认知思维方式。③真实性检验，让患者将自己的自动想法当成一种假设在现实生活中去调查或验证，也可通过角色扮演去受到启迪和领悟，结果患者可能发现，现实生活中他的这些消极认知或想法在绝大多数情况下是与实际不相符合的。④去除注意或转移注意力，让患者学会放松、呼吸训练控制及坚持不回避原则，同时尝试着用积极的语言暗示等来替代原先的消极认知和想法，逐步克服"自己是人们注意的中心"这种想法。⑤监察苦闷或焦虑水平（焦虑处置训练），这是认知治疗的一项常用技术，即鼓励患者自我监察和记录焦虑或苦闷的情绪，帮助其认识情绪波动的特点，以增强自信心。

认知治疗的疗程，门诊一般为15～20次治疗性会谈，每次40～60分钟，持续约12周。住院患者认知治疗的方法与门诊患者有所不同，虽然也是15～20次治疗性会谈，但为每天1次，故疗程一般为3～4周，出院后再随访3～4个月（每1～2周会谈1次）。

5.3.3.4 行为治疗

行为治疗（behavior therapy）是应用实验和操作条件反射原理来认识和处理临床问题的一类治疗方法。

行为治疗的特征，即：①针对现实目标，强调解决具体问题，也使患者积极面向未来；②主要从行为观察上，需对患者的病理心理及有关功能障碍质量和总体水平进行检查确认，并分析有关影响行为的环境因素；③据此确定旨在改善患者适应功能的操作化目标；④制订分步骤完成的行为干预措施和治疗方案。

行为治疗常用的干预技术，包括：①要求患者坚持写日记，每天记录情感和活动情况，包括日常生活起居、想法、做了何事、见到何人等；②增加一般性活动水平，尤其是娱乐活动；③减少或处理不愉快的事件和活动；④建立新的自我强化方式；⑤放松或松弛练习；⑥提高社交技巧；⑦合理安排和计划时间；⑧认知技巧的训练。

行为治疗常用的方法有3种可供选择。一是自控学习疗法，包括：①监察自我，要求逐步达到支配并增加有积极意义的活动；②评估自我表现，学会制定切合实际的目标；③分析自我行为，学会能比较正确地认识成功和失败的原因；④强化自我表现，学会提高和维持有积极意义活动的水平。二是社会学习疗法，内容有：①家庭内的观察；②监察记录每天的情绪和活动；③增加做一些高兴的事；④环境干预和改变环境，改变某些行为的后果；⑤示范和自信心训练；⑥制定目标以增加社会活动；⑦放松训练；⑧合理安排作息时间；⑨结合认知技术，如中断和监察不合理想法，注意取得的进步，以及强化积极的自我赞赏性想法等。三是社交技巧训练，具体为：①基本技巧训练，如告诉患者哪些是好的自信，哪些是不好的自信，以及如何进行交谈等技巧；②社交性感觉训练，让患者学习感受有关人际交往的过程和谈话的线索；③实际操作练习，在自然场合下应用所学到的社交技巧来实践；④自我表现的评估和强化，训练患者更积极地评估和强化自己的言行。

5.3.3.5 人际心理治疗

人际心理治疗（interpersonal psychotherapy，IPT）是一种为期3~4个月的短程心理治疗方法。影响抑郁障碍患者常见的人际问题有：①不正常的悲伤反应；②人际角色的困扰；③角色转换的不适应；④良好人际关系的缺乏。一般而言，抑郁障碍患者伴有社交回避或隔离的，较不伴有此类现象的患者病情更为严重。

人际心理治疗的目的，主要在于改善抑郁障碍患者的人际交往功能，适用于门诊就诊的轻至中度的抑郁障碍患者。人际心理治疗就是强调人际关系和社会因素在抑郁障碍患者中的作用，打断和遏止抑郁障碍发生与人际关系低下之间的恶性循环，从而达到改善病程和预后的治疗目的。

人际心理治疗的技术，可归纳为：①询问技巧的要求，可应用直接或间接提问方式收集患者症状及问题等有关资料。交谈中要注意询问的语气宜自然而温和；提问方式应循序渐进，可先间接迂回地提一般性问题，然后对部分重要信息予直接或针对性提问。②鼓励情感疏泄，可帮助患者认识和接纳痛苦感，鼓励其表达出被压抑的情感，学会应用积极的情感和处理人际关系。③使用澄清技巧，在治疗性会谈中，心理治疗师适当地复述患者已讲述的内容并作必要的反馈，有利于澄清一些问题，并可帮助患者疏泄被压抑的情感，而且还可引起患者的情感共鸣，进一步增进患者对治疗师的信任。④沟通和交往分析，让患者了解人际交往中言语或非言语沟通方式的不恰当之处，帮助其学会新的有效沟通方式建立和促进人际关系，如社交技巧训练技术的应用。⑤改变行为的技术，该技术的应用旨在帮助患者解决一般生活问题，让其学会在遇到问题时应如何着手解决。也可应用角色扮演技术来检查和了解患者与他人的关系，或应用家庭行为作业来训练患者获得新的社交技巧，有利于与他人建立正常社会交往。

5.3.3.6 婚姻家庭治疗

婚姻治疗（marital therapy）亦称夫妻治疗（couple therapy），是以一对夫妻为治疗对象，侧重夫妻关系及婚姻问题处理的一类治疗方法。家庭治疗（family therapy）则是以家庭为基本单元，家庭成员（父母、子女等）共同参与作为治疗对象的一类治疗方式。近10多年来业已证实，这两类方法对抑郁障碍患者均有缓解症状及预防复发的效能。

婚姻治疗的目的是帮助夫妻双方认识对方的长处，侧重夫妻间的相互作用。在夫妻之间可允许在个别问题上存有分歧，但在决策和主要问题上应尽量取得一致。有关社会调查及临床观察表明，婚姻治疗的开展是基于以下理由：①大约20%的已婚夫妇有心理困惑与苦恼；②其中，有一半以上至少有一方患有抑郁障碍；③婚姻冲突或破裂是常见的诱发抑郁障碍的应激性生活事件；④婚姻不和谐在抑郁障碍缓解后仍可持续存在；⑤在抑郁障碍复发与复燃前常有婚姻不和谐或婚姻破裂等心理社会因素。

婚姻治疗技术有许多，如：①简单的咨询指导；②行为强化或协议处理；③精神动力学技术，侧重夫妻相互作用的潜意识内容（如丈夫习惯于批评妻子可能是因为他缺乏自信）。总之，目前用于抑郁障碍的婚姻治疗主要作为康复期的心理社会干预手段，对预防抑郁障碍的复发可有较好的效果。

家庭治疗是基于系统论观点来解释和处理家庭成员间相互作用问题的一类心理治疗方法。其目的在于改善患者的心理适应功能，提高家庭和婚姻生活的满意度。治疗中主要是澄清和改变患者的期望值，以及改善家庭成员间相互作用的方式。过去用于抑郁障碍患者的家庭治疗，就是让患者认识到这一作用过程，以及重组现存的家庭系统，从而达到减轻情绪症状。但使用这类方法的弊端是：一旦在系统水平上处理问题失败，往往会导致部分家庭成员的苦恼等不良应激反应。

近年来新发展的家庭治疗强调重要人际关系中的冲突会影响患者症状的持续或恶化。因此，对有家庭问题或婚姻矛盾的抑郁障碍患者，家庭治疗可侧重训练其解决问题的能力和应对处理应激的能力。

5.3.4 心理治疗方法的选用

心理治疗师首先应根据抑郁障碍患者的病情严重程度及有关临床资料，确定选用药物治疗、电痉挛治疗，还是心理治疗，或者是其中二者兼而有之。作为抑郁障碍急性期的单一治疗，心理治疗的目的与药物治疗相同，都是为了消除抑郁症状和重建正常的社会和职业功能。对于未达到严重程度的抑郁障碍患者可考虑在急性期单一使用心理治疗。

根据临床经验，以下几种情况比较适用心理治疗：①患者自愿首选心理治疗或坚决排斥躯体治疗者；②有明显抗抑郁药的使用禁忌；③有明显的心理社会源导致抑郁的证据。一旦确定以心理治疗为主或药物治疗疗效较差改用心理治疗时，治疗师可根据患者的具体情况和自己的擅长，选用合适的心理治疗方法。表5-6列出了抑郁症心理治疗的一般指征和三种常用心理治疗的选用指征，供临床工作参考。

必须注意，与药物治疗一样，若首选单一心理治疗，则建议临床医生需监测和评估患者的症状反应。如果心理治疗6周后毫无疗效，或12周后症状缓解不完全，则建议联用药物治疗。因此，需在单一心理治疗的第6周和第12周分别对有关抑郁症状进行复查评估，以判断治疗效果。

表5-6 抑郁障碍心理治疗的选择指征

一般指征	特殊指征		
	精神动力学治疗	认知行为治疗	人际心理治疗
感到失望和无助；冷淡、兴趣减退或快感丧失；对自我期望过高或理想化；睡眠过多，多梦或噩梦；感到焦虑不安或活动迟缓；动机或需要缺乏；自卑、不恰当地或过分地自责和惩罚自己；想到死；社交回避，害怕被人拒绝或出丑；心身体诉、疑病	长期的空虚感和低估自己的价值；童年期的丧失或长期与父母分离；既往关系（如与双亲、性伴侣）的冲突；有内省能力；改变自我表现压抑的能力；能评价梦与幻想；几乎不需要提示和指导；相对稳定的外环境	明显地对自我、世界和前途的偏见；固执己见的思维方式；现实的不适应（包括对其他心理治疗效果不好者）；需要中到高度的提示和指导；对行为训练和自我帮助有效果（高度民主的自控能力）	最近与家庭成员或他人发生争执或不和；社交或交往方面的问题；近来发生角色转换或生活改变；不正常的悲伤反应；需要低到中度的提示或指导；对环境改变有效果者（建立可能的支持性社会关系）

5.3.5 维持治疗期中的心理治疗

维持治疗的目的是减少抑郁障碍复发的危险性。维持治疗中心理治疗的目的，基本与药物治疗一致，即旨在让患者保持无抑郁状态，减少和消除抑郁障碍产生波动的持续因素，对症状不稳定的患者有助于预防复发。如果急性期药物治疗有效，可在药物维持治疗同时，加用能改善心理社会功能的心理治疗。另外，如果单一抗抑郁药物治疗对症状或心理社会康复仅有部分疗效，则在持续或维持阶段一些患者可受益于那些有目标定向的心理治疗。然而，维持治疗中一般不主张将心理治疗作为预防复发的单一手段，除非患者由于一些特殊原因不得不避免药物治疗时。

有关抑郁障碍复发率的研究，结果提示，仅在急性期接受认知治疗有效的患者，其年复发率在40%～60%。相比之下，接受8个月维持阶段认知治疗有效的患者，随访1年复发率仅为23%。类似研究也显示，对认知治疗有效的患者，再继续维持8个月每2周1次或每月1次的认知治疗，复发率进一步降低为19%。

有关维持阶段心理治疗的最佳疗程和患者最佳就诊频度，尽管目前尚无肯定的研究结论，但一般认为，作为药物辅助手段，心理治疗疗程通常是每月1～3次，8个月共20次左右。以维持期人际心理治疗为例，一般在患者的急性期治疗超过8周后，再进行16次治疗。一旦人际心理治疗终止，临床医生仍需加强与患者的联系，每2～3个月随访一次，评价症状和药物不良反应直到药物治疗终止。

总之，维持期推荐开展有效的心理治疗，无疑可以解决抑郁障碍患者诸多的心理社会问题。

5.4 心理治疗与药物治疗的合用

抗抑郁药物治疗合用心理治疗的目的在于矫正抑郁障碍患者普遍存在的心理社会问题。合用的理由是因为这些心理社会问题往往会加剧某些患者的抑郁症状，如消极、自我评价下降或婚姻问题等。而且联合治疗可使临床医师有时间与患者发展一种良好的治疗联盟，并在一般临床处理过程中对那些会加剧抑郁障碍持续存在的问题进行简要的探究。

尽管对于大多数患者，不建议常规地首选正式心理治疗与药物治疗的联用方案，但一些研究发现：①如果合用心理治疗和药物治疗，患者的治疗反应会较完全，而患者有治疗反应的机会可增多；②联合治疗无疑可解决更大范围的功能损害，既能控制症状又能兼顾处理心理社会功能的缺损；③与单纯药物和一般临床处理相比，合用心理治疗的确可改善某些抑郁障碍患者的预后。

抑郁障碍患者急性期首选联合治疗，较适用于下列情况：①慢性起病或发作间期恢复较差的病例；②虽经足量足疗程充分的单纯药物治疗仅能达到部分疗效者；③病史中有长期困扰至今的某类心理社会问题，无论在抑郁障碍发作期还是发作间歇期均持续存在者；④已有药物治疗阻抗或服药依从性问题的病例；⑤有人格问题的抑郁障碍患者。另一方面，对其他未首选联合治疗的患者，如果已采用了最佳药物治疗方案，症状获得缓解后仍有明显的心理问题或人际问题存在，则可在急性期药物治疗基础上加用心理治疗。

在临床实践中，比较理想的联合治疗的程序推荐为：①一旦确诊抑郁障碍便应开始抗抑郁药物治疗；②同时需抓紧时机，对抑郁障碍患者及亲属开展相关知识的教育并给予一般性心理社会支持；③尽可能将提高服药依从性作为一般性心理治疗的重点内容之一；④在1～2周内依据个体化原则适时调整抗抑郁药物剂量；⑤在开始正规心理治疗前，经药物治疗急性症状和心理社会问题已获得初步缓解；⑥一旦药物治疗减轻了症状，有可能对患者继续存在的心理社会问题或人际问题再作评价，此时大致可鉴别和预测哪些患者加用心理治疗后将会获益。总之，联用方案应是有机的整合而并非两种治疗的简单相加，才能使之达到最大的治疗效应。

5.5 抑郁障碍的电痉挛治疗

5.5.1 电痉挛疗法

电痉挛疗法（electric convulsive therapy，ECT）用于抑郁障碍的治疗已有60多年的历史。电痉挛治疗又称电休克治疗（electric shock therapy），是以一定量的电流通过大脑，引起意识丧失和痉挛发作，从而达到治疗目的的一种方法。大量的临床研究和观察证实电痉挛治疗是一种非常有效的对症治疗方法，它能使病情迅速得到缓解，有效率可高达70%～90%。

5.5.1.1 电痉挛治疗的适应证

①严重抑郁，有强烈自伤、自杀企图及行为者，以及明显自责自罪者，ECT应是首选的治疗方法；②拒食、违拗和紧张性木僵者；③极度躁动冲动伤人者；④抗抑郁药物治疗无效或对药物治疗不能耐受者。

5.5.1.2 电痉挛治疗的禁忌证

①脑器质性疾病，如颅内占位性病变、脑血管疾病、中枢神经系统炎症和外伤。其中脑肿瘤或脑动脉瘤尤应注意，因为当痉挛发作时，颅内压会突然增加，易引起脑出血、脑组织损伤或脑疝；②心血管疾病，如冠心病、心肌梗死、高血压、心律失常、主动脉瘤及心功能不全者；③骨关节疾病，尤其新近发生者；④出血或不稳定的动脉瘤畸形；⑤有视网膜脱落潜在危险的疾病，如青光眼；⑥急性的全身感染、发热；⑦严重的呼吸系统疾病，严重的肝、肾疾病；⑧利血平治疗者；⑨老年人、儿童及孕妇。

5.5.1.3 电痉挛治疗的实施方法

（一）电痉挛治疗前的准备 ①完成详细的体格检查，包括神经系统检查。必要时进行实验室检查和辅助检查，如血常规、血生化、心电图、脑电图、胸部和脊柱摄片。②获取治疗对象的知情同意。③治疗前8小时停服抗癫痫药和抗焦虑药，禁食禁水4小时以上。治疗期间应用的抗精神病药、抗抑郁药或锂盐，应取最低有效剂量。④准备好各种急救药品和器械。⑤每次治疗前常规查生命体征，含测体温、脉搏、血压。若发现体温在37.5℃以上，或者脉搏高于120次/分或低于50次/分，或者血压超过150/100mmHg或低于90/50mmHg时，均属禁用之列。⑥可在治疗前15～30分钟，予阿托品0.5～1.0mg皮下注射，以防止迷走神经过度兴奋，可使呼吸道分泌物减少。若第一次治疗呼吸恢复不好，可在此后每次治疗前 15～30 分钟，予洛贝林 3.0～6.0mg 皮下注射。⑦嘱患者排空大小便，取出活动义齿，解开衣带、领扣，并取下发卡或隐形眼镜等。

（二）电痉挛治疗的具体操作方法　让患者仰卧治疗台上，四肢保持自然伸直姿势，在两肩胛间相当于胸椎中段处垫一沙枕或软垫，使脊柱适当前突。为防咬伤，应用缠有纱布的压舌板或橡胶制作的牙垫放置在上下臼齿间。用手紧托下颌，防止下颌脱位。另由 2～3 名助手保护患者的肩肘、髋膝关节及四肢。

（1）电极的安置：将涂有导电胶或生理盐水的电极紧密置于患者头的顶部和非优势侧颞部或双侧颞部。一般认为，采用非优势侧者副作用较小，而双侧者治疗效果较好。

（2）电量的调节：原则上以引起痉挛发作的最小量为宜。应根据不同电痉挛机的类型选择电量，如上海产电痉挛机一般用 80～120mA，通电时间 2～3 秒。如未出现痉挛发作或发作不完全，可能为电极接触不好或通电时间不够，应尽快在正确操作下重复治疗一次，否则，应在增加电量 10mA 或酌情增加通电时间情况下进行治疗。

（3）治疗次数：一般每日 1 次过渡到隔日 1 次，或起始就隔日 1 次，一个疗程可 6～12 次。

痉挛发作的分期和影响因素：痉挛发作类似癫痫大发作，可分为四期，即：潜伏期、强直期、痉挛期和恢复期。痉挛发作与否，可能与患者年龄、性别、是否服药以及既往是否接受过电痉挛治疗有关。一般年轻男性、未服镇静催眠药和/或抗癫痫药者，较易发作。

（4）痉挛后处理：痉挛停止，若呼吸恢复不好，应及时行人工呼吸。呼吸恢复后，应将患者安置在安静的室内，使患者侧卧更好，至少休息 30 分钟。此期间，需专人护理，观察患者生命体征和意识恢复情况；对躁动者则要防止跌伤。待患者意识清醒后，酌情起床活动、进食。

5.5.1.4 电痉挛治疗的并发症及其处理

常见的并发症有头痛、恶心、呕吐、焦虑、可逆性的记忆减退、全身肌肉酸痛等,这些症状无需处理。由于肌肉的突然剧烈收缩,偶可出现关节脱位甚至骨折的并发症。脱位以下颌关节脱位为多,发生后应立即复位。骨折以 4~8 胸椎压缩性骨折多见,应立即处理。年龄大、治疗期间使用抗胆碱能药物的患者,较易出现程度较轻的意识障碍(可表现昼轻夜重,持续的定向障碍,可有视幻觉)和认知功能受损(如思维及反应迟钝、记忆和理解力下降)。此时,应停用电痉挛治疗。数次治疗后,个别患者可出现一过性急性脑器质性综合征反应,主要表现为记忆障碍、意识障碍,也可出现幻觉和妄想,通常在治疗终止后 7~10 天内消失。电痉挛治疗引起死亡极为罕见,多与潜在躯体疾病有关。

5.5.2 改良电痉挛治疗

随着电痉挛治疗技术的改进,自 20 世纪 50 年代起,又发展了改良电痉挛治疗(modified electric convulsive therapy,MECT),目前已广泛应用于临床。MECT 又名无痉挛电休克治疗,即结合应用氯化琥珀酰胆碱等肌肉松弛剂,通过对神经骨骼肌接头的选择性阻断使骨骼肌松弛,致治疗中患者不出现痉挛同样能发挥治疗作用。世界上许多国家均已采用 MECT,部分发达国家已把 MECT 列为法定治疗项目,取代传统 ECT。

5.5.2.1 改良电痉挛治疗的适应证和禁忌证

改良电痉挛治疗的适用范围较广,因可在治疗中减轻心脏负荷,又无骨关节等方面的禁忌证及并发症,明显降低了意外等不良反应及危险性,故较易被患者和家属接受。除包括前述传统 ECT 适应证的患者外,MECT 的适应证在抑郁障碍患者中还可有:①患有明确躯体疾病又不适于应用抗抑郁药的患者;②有骨折史,骨质疏松者;③年老体弱患者;④甚至部分心血管疾病者也可适用。目前,在传统 ECT 仍在使用的同时,为了减轻和避免患者治疗中出现的肌肉强直、痉挛、骨折、关节脱位等并发症，建议推广使用MECT。

改良电痉挛治疗的禁忌证，较传统电痉挛治疗少。

5.5.2.2 改良电痉挛治疗的治疗方法

改良电痉挛治疗的具体方法为：在麻醉师参与下施行，治疗前予阿托品0.5mg肌肉注射，按患者年龄、体重给予1%硫喷妥钠1.0～2.5 mg/kg诱导患者入睡，待患者出现哈欠、角膜反射迟钝时，给予0.2%氯化琥珀酰胆碱（司可林）0.5～1.5mg/kg静脉注射，观察肌肉松弛程度。当腱反射消失或减弱，面部、全身出现肌纤维震颤，呼吸变浅，全身肌肉放松（一般约为给药后2分钟）时，即可通电2～3秒。观察口角、眼周、手指、足趾的轻微抽动，持续30～40秒，为一次有效的治疗。

5.5.2.3 改良电痉挛治疗的并发症及其处理

改良电痉挛治疗的并发症的发生率较传统电痉挛治疗低，而且程度较轻。但可出现麻醉意外、延迟性窒息、严重心律不齐，应立即给予心肺复苏。

6 抑郁症药物治疗流程

符合 CCMD-3 中抑郁症诊断标准的患者其抗抑郁药治疗的流程如下，其他抑郁障碍的治疗原则可参见相关章节。

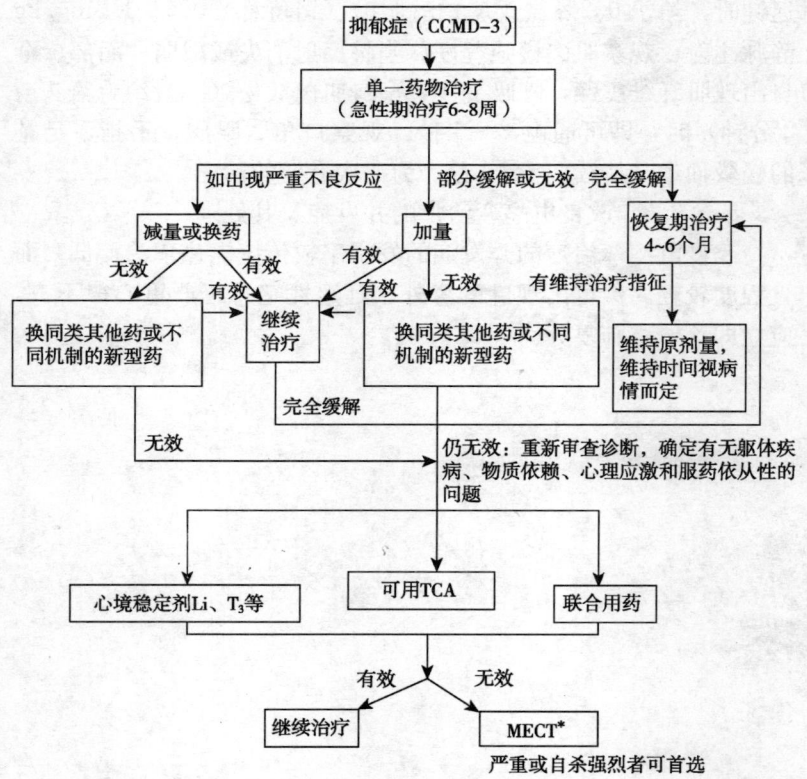

* 1. 伴有严重消极自杀言行或木僵的患者可立即做 MECT。
 2. 难治性抑郁症的患者在抗抑郁药基础上合并做 MECT。

7 特殊人群的抑郁障碍

7.1 儿童青少年抑郁障碍

青少年抑郁症发病率近年有升高趋势。少年中有社交焦虑障碍和抑郁症状的人,在青年阶段发展为抑郁障碍的危险增加。儿童和青少年抑郁障碍对患者生理和心理发育不利。多数青少年抑郁症患者在今后仍会复发,一些青少年的抑郁障碍可持续到成年。

7.1.1 儿童青少年抑郁障碍的临床特征

儿童和青少年抑郁症表现与成人基本相同。但儿童和青少年可能不会像成人一样描述自己的悲伤或抑郁情绪,有时通过厌烦、孤僻甚至愤怒表现来表达悲伤。儿童还不具备和成人一样的描述及理解情绪的语言能力,因而,他们往往通过行为来表达抑郁心情。不同的发育阶段常见的表达抑郁的行为或方式为:①学龄前期,违拗行为、攻击行为或退缩行为、与其他儿童交往困难、睡眠和饮食问题;②小学期,不愿上学、学习成绩差、躯体疾病如头痛和胃疼、与伙伴和成人关系不良、做白日梦、躯体攻击行为;③青少年期,进食障碍(尤见于女孩)、躯体攻击(尤见于男孩)、自杀念头、酒精/药物的使用、反社会行为如偷窃撒谎、一些类似于成人的抑郁症状(如悲伤、自我感觉差以及对以往喜欢的活动丧失兴趣等)。

7.1.2 儿童青少年抑郁障碍的处理原则

对青少年抑郁障碍的治疗,应以抗抑郁药物与心理治疗并重为原则，单纯靠药物或心理治疗都是不恰当的。当药物治疗缓解抑郁症状后，再配合心理治疗，会使患者认识本病，改变认知，完善人格，增强应对困难和挫折的能力与自信。认知行为疗法可减轻抑郁严重度，加速症状改善，降低自杀率和减少功能损害。支持疗法、家庭治疗也有一定疗效。

目前还没有一种抗抑郁药对儿童和青少年绝对安全。SSRIs不良反应较轻，舍曲林和氟伏沙明目前在国内可用于治疗儿童抑郁症，适用年龄分别为6岁和8岁以上的儿童。还有氟西汀、西酞普兰及艾司西酞普兰也可用于治疗儿童青少年抑郁症，有效率为56%～78%。也可以单独使用SNRIs药物。TCAs疗效肯定，但不良反应较大，对青少年患者也可试用。如果单独用药效果不明显，可合并使用增效剂，常用的有锂盐和丁螺环酮。由于儿童青少年个体差异很大，用药必须注意因人而异，防止和/或减少不良反应。

7.2 女性与抑郁障碍

抑郁障碍患者有明显性别差异，女性与男性之比为2∶1。女性抑郁障碍的临床表现与男性是不同的。由于性腺功能改变的影响，抑郁障碍女性往往伴有焦虑、烦躁、激动等症状。非典型抑郁症（表现多眠，体重增加，食欲和性欲亢进，对药物反应不典型）女性多见。下述为女性与抑郁情绪有关的几个特殊时期。

7.2.1 月经期与抑郁障碍

月经周期与抑郁情绪有关，女性在月经期可出现易激惹或其他心理和行为的改变，经前期女性常出现烦躁、易激惹，易与他人或家人发生矛盾，对紧张的工作感到力不从心。除此以外，经前期女性还有许多躯体不适，如头痛、失眠、注意力不集中、疲乏、无力、感觉异常等。少数严重者，其症状可能符合抑郁症标准。

治疗包括支持性心理治疗(如生活方式和应激的处理)、认知行为治疗、抑制排卵(口服避孕药虽然可能加重某些患者的病情,但也可能有所帮助)。严重者可用抗抑郁剂治疗。

7.2.2 妊娠期与抑郁障碍

妊娠期卵巢最明显的变化是黄体功能继续存在,与此同时卵巢分泌的黄体酮增加,妊娠女性雌激素的浓度也明显升高。随着激素水平的变化,妊娠的3个月后,抑郁障碍的危险开始增加。

处理应根据抑郁障碍的严重程度而决定。若症状较轻,一般性措施包括支持性心理治疗可以选用。若为中至重度,则可考虑使用抗抑郁剂,但在妊娠早期应避免使用药物治疗。如果必须使用药物治疗,可选用一些对孕妇较为安全的药物,如 TCAs(氯咪帕明除外)或 SSRI 类药物。因锂盐可能导致胎儿畸形,尤其是心脏畸形,应尽量避免在孕期使用。

7.2.3 分娩与抑郁障碍

在分娩后的第一周,约 50%～75% 的女性出现轻度抑郁症状,10%～15% 的产妇罹患产后抑郁障碍。产后一个月的抑郁障碍发病率 3 倍于非分娩的女性。除了分娩后血中激素的剧烈变化外,心理社会因素也与产后抑郁症的发生密切相关。早年家庭关系、婚姻问题、不良的生活事件、缺少家庭支持等均为产后抑郁症发生的危险因素,以往患抑郁障碍史或有阳性家族史也是重要的危险因素。此外,甲状腺功能紊乱与产后抑郁障碍有关,因此对产后抑郁症患者需进行甲状腺功能的检查。

7.2.3.1 产后抑郁障碍的临床特征

产后抑郁障碍在症状、病程、病期和结局与其他抑郁障碍相似。抑郁症的母亲往往不能有效地照顾婴儿,患者往往会由此感到自责自罪。有严重抑郁障碍的母亲可能有伤害自己或婴儿的危险。

7.2.3.2 产后抑郁障碍的治疗

轻度至中度的抑郁症状可采用支持性心理治疗。但如持续超过2周，且症状越来越重，应考虑产后抑郁症的诊断，并采用药物治疗或心理治疗合并药物治疗。

SSRIs对治疗产后抑郁症有效，但哺乳女性应慎用。ECT可用于重性、精神病性抑郁障碍。患严重抑郁障碍并有伤害婴儿及自身危险的女性，需要家庭支持，必要时入院治疗。

7.2.4 流产后抑郁障碍

人工流产或自发性流产后也可发生抑郁障碍，患者往往会有后悔、苦恼、失落等情绪，有调查发现，流产后住院的女性中，几乎一半出现精神障碍，其中主要是抑郁障碍。临床上表现为明显的失落感、内疚感、自责等。而先前患过抑郁障碍的人，流产后再次发生抑郁障碍的危险性更高，比预期发病率高出2.59倍。对是否流产存在有矛盾心理的人，抑郁更明显。

7.2.5 围绝经期与抑郁障碍

围绝经期间抑郁障碍的患病率并不增加。但在有紧张性生活事件、缺少社会支持、既往有抑郁障碍史及社会经济地位低下的情况，则绝经期女性患抑郁障碍的危险会有所增加。

围绝经期抑郁障碍常伴有明显的易激惹症状，轻者可采用心理治疗，严重者可选择药物治疗，临床上常选用具有镇静作用的抗抑郁剂，如赛乐特、氟伏沙明、米氮平、曲唑酮等。

7.2.6 对女性抑郁障碍的处理原则

抗抑郁药对女性抑郁障碍同样有效，但对于特定人群而言，应注意药物的选择。

从优生的考虑，抑郁障碍患者在孕前、孕期和哺乳期均应停药，以避免药物对精子、卵子、胎儿和新生儿发育带来不利影响。但事实上，有不少抑郁障碍患者不宜停药，或者在他们停药之后抑郁障碍复发或原有症状加重，又必须再恢复药物治疗，因此常带来许多矛盾。怎样权衡利弊作出决策，可遵循以下几个原则：

7.2.6.1 尽量避免药物对胎儿的作用

虽然抗抑郁药的致畸作用尚缺乏确凿证据，但原则上不给孕妇服用抗抑郁药，有人甚至提出应在停药半年之后再怀孕，以避免药物对精子和卵子发育带来不利影响；怀孕的头3个月更应该不用药，因为胎儿早期的发育易受到环境中不利因素的干扰。如果必须用药，要注意选用对胎儿毒副作用最小的药物。

7.2.6.2 坚持以孕、产妇的安全为前提

对于患有抑郁障碍的女性而言，如果患者在孕期抑郁症状明显恶化（可能由于停药或妊娠反应所致），并明显危害孕妇的心身健康，甚至出现自杀的危险，那么无论处于孕期的哪个阶段，都应及时恢复系统的治疗。

7.2.6.3 药物的选择和用量要兼顾胎儿或婴儿的安全

一般药物多经肝脏降解（代谢）后排出体外，而胎儿或婴儿肝脏的发育很不完全，所以不仅对肝脏有毒的药物不能使用，而且主要需经肝脏代谢的药物也应慎用或不用。

7.2.6.4 哺乳期服药者可改用人工喂养法养育婴儿

不要认为乳汁中的药物浓度比血中的低很多，就可以不考虑药物对婴儿的影响。现代儿童人工喂养条件很好，用人工喂养，既不会影响孩子的发育，也可让母亲放心服药。

7.3 老年期抑郁障碍

抑郁障碍是老年最常见的精神障碍，但患病率各国报告不一。国内资料表明，老年情感性精神病患病率为0.34%，这一

数字显著低于国外数字。国外资料表明,老年人群自杀死亡的比例比自杀企图多。进一步研究发现老年人的自杀和自杀企图有50%～70%继发于抑郁症,孤独和歧视、生离死别和躯体疾病是主要的原因。

老年抑郁障碍的病因可能既与机体老化(特别是大脑的老年性退行性改变)有关,也与老年频繁遭受的精神挫折有关。

7.3.1 老年期抑郁障碍的临床特点

老年期抑郁障碍除了具备一般抑郁障碍的主要症状外,往往还具有如下特点:①疑病症状:表现为以自主神经症状为主的躯体症状。常以某一种不太严重的躯体疾病开始,虽然躯体症状日益好转,但抑郁、焦虑却与日俱增。②焦虑、激越:担心自己和家庭将遭遇不幸,大祸临头,搓手顿足,坐卧不安,惶惶不可终日。③躯体症状:主要表现为植物神经功能障碍或有关内脏功能障碍,如厌食、腹部不适、便秘、体重减轻、胸闷、喉部堵塞感、头痛和其他躯体各部的疼痛、性欲减退、失眠、周身乏力等。此外,入睡困难,睡眠浅,尤其是早醒更多见。④精神运动性迟滞:思维迟缓,思考问题困难,思维内容贫乏、缄默、行动迟缓。重则双目凝视,情感淡漠,呈无欲状,对外界动向无动于衷。⑤妄想:尤以疑病及虚无妄想最为常见,其次为被害妄想、关系妄想、贫穷妄想、罪恶妄想等。⑥认知损害:可表现为各种不同类型的认知功能损害,严重时与痴呆相似,患者对自己智能降低表现出特征性的淡漠,但常有较好的定向力,且无病理反射。⑦自杀倾向:老年抑郁障碍自杀的危险比其他年龄组大得多。有报告55%老年患者在抑郁状态下自杀。自杀往往发生在伴有躯体疾病的情况下,且成功率高。导致自杀的危险因素主要有孤独、酒精中毒、疑病症状、激越、谵妄等。

7.3.2 老年期抑郁障碍的处理原则

7.3.2.1 一般治疗

加强饮食护理，增进营养，对伴发的躯体疾患给予恰当的治疗。

7.3.2.2 心理治疗

老年患者常有理解力低下，语言交流可能受到限制，非言语交流与支持对于改善老年抑郁障碍患者的无力感和自尊心低下有效。集体心理治疗对于消除患者的孤独感、无助感和无用感有帮助。

7.3.2.3 药物治疗

新一代抗抑郁剂 SSRIs、SNRIs 类药物现已广泛用于老年抑郁障碍患者。SSRIs 及三环类抗抑郁药对老年抑郁障碍的疗效相仿，但老年人对 SSRIs 的耐受性远较三环类好。SSRIs 最大的优点在于其抗胆碱能及心血管系统不良反应轻微，老年患者易耐受，可长期维持治疗。老年抑郁障碍患者常伴有多脏器的疾病，对抗抑郁剂较敏感，且耐受性差，应从小剂量开始，缓慢增加药物剂量。此外，老年患者的肾廓清率下降，剂量应低于成人剂量。

三环类抗抑郁剂对老年抑郁障碍的疗效与普通成人患者相同。但由于三环类抗抑郁剂药物有明显的抗胆碱能作用及对心脏的毒性作用，故应谨慎使用，避免产生严重的不良反应。

由于老年人对药物的吸收、代谢、排泄等能力等较低下，血药物浓度往往较高，故可能发生严重的不良反应。另外，由于老年人对抗抑郁剂的敏感性明显高于青壮年人，因此老年人的剂量应为成人剂量的 1/3～1/2 为宜。

7.3.2.4 改良电痉挛治疗

对于老年抑郁障碍中的自杀倾向明显者、严重激越者、拒食者以及用抗抑郁药无效者，无严重的心、脑血管疾患，可以给予改良电痉挛治疗。

7.4 躯体疾病与抑郁障碍

许多内科疾病伴有抑郁障碍。内科门诊患者具有抑郁障碍者占12%~36%。内科住院患者约1/3有中等程度的抑郁症状,11%~26%在住院初期呈现抑郁。当躯体疾病严重、疼痛或卧床不起时抑郁症状尤为明显。

抑郁障碍可以加重躯体疾病,甚至使躯体疾病恶化,增加死亡率。故应在积极治疗躯体疾病的同时,识别并处理患者的抑郁障碍。使用药物治疗时,需要考虑抗抑郁药与合并使用的治疗躯体疾病的药物之间的相互作用问题,应选择安全性高,药物相互作用少的抗抑郁药来治疗。

7.4.1 心血管疾病与抑郁障碍

心血管疾病与抑郁障碍相互并存比例相当高,研究发现,冠心病患者中抑郁症的患病比例从18%~60%不等,而通常可被接受的比例为16%~23%之间(汤宜朗,2001)。抑郁障碍和心血管疾病的共病率较高,心血管疾病和抑郁障碍同时发生时,临床医师往往倾向于仅诊断和治疗心脏疾病,多数人共患的抑郁障碍被漏诊,即使被识别亦较少得到恰当充分的治疗。研究发现,抑郁障碍患者在患病的12个月发生心肌梗死及死亡的可能性是非抑郁障碍的患者的2倍。心肌梗死后的患者中33%~88%出现抑郁障碍,伴有抑郁的心脏病患者死亡率是一般人群心脏病死亡率的3.5~5倍。

治疗:一过性的抑郁反应一般无须处理。如果症状持续但不严重,可以采用心理治疗,严重者则需进行药物治疗。在选择药物治疗方面,SSRIs、SNRIs及NaSSAs治疗心血管疾病伴有的抑郁障碍较为安全的,尤其是SSRIs中的舍曲林。SSRIs不仅可显著改善抑郁障碍和焦虑症状，也可改善心功能；后者反映在左室射血分数的增加以及蹬车试验中的运动能力的提高。

7.4.2 癌症与抑郁障碍

抑郁障碍与恶性肿瘤相关性已被一些研究所证实。一方面，抑郁障碍患者的症状与某些肿瘤患者相似，其中包括食欲减退、体重下降、失眠、兴趣丧失、精力丧失等。另一方面，抑郁障碍与恶性肿瘤又高度相关，两者共病的比例较大，一般为1/3左右（Faval，1982；Kathol 1990）。恶性肿瘤患者出现的抑郁障碍可由疾病本身或化疗药物引起，或由癌症所致残疾的心理反应。

除情绪低落、悲伤情绪外，一些患者还可有无用感、自罪感及自杀观念或自杀企图。

处理原则：TCAs对伴有抑郁障碍的癌症患者疗效已得到肯定。与普通患有抑郁障碍的人相比，癌症患者对低剂量TCAs治疗疗效较好，且大多数癌症患者对TCAs有较好的耐受性。SSRIs和SNAIs也有较好疗效，且比TCAs的不良反应少。此外，大多数TCAs和氟西汀能增强吗啡的镇痛作用。心理治疗可增加癌症患者的存活率，改善其生活质量，可同时应用。

7.4.3 神经系统疾病与抑郁障碍

7.4.3.1 癫痫

癫痫发作前、发作中、发作后及发作间歇期均可出现各类精神障碍，其中包括抑郁障碍。伴随抑郁障碍患者的生活质量会受到明显的影响。一项调查发现，难治性癫痫患者中，62%有抑郁障碍病史，其中38%符合重性抑郁症的诊断标准，国内王学峰等（2002）发现312例难治性癫痫患者中有42%（132例）伴有明显的抑郁症状。

癫痫发作前可出现恶劣心境或极度抑郁、烦躁不安、焦虑、易激惹等。癫痫发作后可出现淡漠或抑郁、无助感、无用感及绝望感,以及对再次发作的恐惧感。癫痫病发作间歇期的抑郁障碍最为常见,通常是中到重度抑郁,还可表现为极度焦虑、神经质、敌意、悲伤、强迫、依赖、性欲改变、偏执、易激惹等,这些患者常有故意的药物过量及自杀企图史。抑郁的严重程度与癫痫常呈显著相关。

除使用抗癫痫药治疗外,可合并使用抗抑郁药。新型的单胺氧化酶抑制剂吗氯贝胺及西酞普兰等 SSRIs 类药对癫痫伴发的抑郁有效。对癫痫发作前或后出现的抑郁障碍,应重在调整抗癫痫药的种类及剂量以控制癫痫发作。对于癫痫发作间歇期出现的抑郁障碍,其处理原则与非癫痫患者基本相同。应注意的是,一些抗癫痫药如苯妥英钠及苯巴比妥可诱发抑郁障碍;而一些抗抑郁药(三环及四环类药物)可降低癫痫阈值,诱发癫痫。

7.4.3.2 脑卒中

脑卒中后抑郁(PSD)是脑血管疾病常见并发症,其发生率从 18% 到 79% 不等,但多在 40%~50% 左右,以轻、中度抑郁为主,重度抑郁约占 10%。刘琨等(2000)对无症状性脑梗死患者进行研究,发现约 35.4% 无症状性脑梗死患者伴有抑郁症状。临床上以绝望、睡眠障碍、运动阻滞、易激惹、焦虑及躯体化症状为主要表现,且抑郁障碍的发生及其严重程度与既往抑郁症病史、近期负性生活事件、家庭关系、性别、病灶部位及个数、合并的躯体疾病以及医护人员的态度密切相关,部分患者抑郁可迁延不愈,发展为重性抑郁症。脑卒中所致的脑损伤和神经系统功能缺陷常使诊断变得复杂,例如,失语可能造成患者的理解困难。

如果怀疑患者为卒中后抑郁,可尝试用西酞普兰及舍曲林等 SSRIs 类药物治疗。此外,集体治疗和家庭治疗也有一定帮助,在康复过程中,医师可结合使用保证、劝告和教育指导等技术。

7.4.3.3 帕金森病(PD)

抑郁障碍是帕金森病患者常见的共患病,甚至是部分患者的首发症状，约20%～60%患者伴有抑郁障碍，其中约50%患者符合抑郁症的诊断，略低于50%患者符合恶劣心境的诊断。患者情绪低落、思维反应较迟缓、部分患者伴有焦虑和惊恐发作，严重患者可出现自杀观念或企图。患者的抑郁程度与文化程度及临床功能障碍（如手部运动迟缓的程度）有关。并且，一些抗帕金森病药物（包括金刚烷胺、溴隐亭、卡比多巴、左旋多巴等）可加重抑郁症状。

对于伴有抑郁症状的帕金森病患者可用抗帕金森药物、抗抑郁药物，国外甚至建议用ECT治疗，认为其也可减轻帕金森病的运动症状。在药物方面，一般用舍曲林、西酞普兰等SSRIs类药物治疗抑郁症状，文拉法辛对伴发的抑郁障碍也有效。需注意的是，在卡比多巴或左旋多巴治疗期间，绝对禁用MAOIs。

7.4.3.4 颅脑损伤

大约18%～66%脑外伤患者出现抑郁障碍，颅脑损伤的急性期可出现头痛、眩晕、易激惹、情绪不稳、缺乏自信、注意力不集中以及植物神经症状等脑震荡综合征表现。慢性或恢复期可出现轻度或重度抑郁表现，可有较多的躯体不适主诉，易激惹，烦躁不安，焦虑，失眠，性欲或食欲的减退等。

针对抑郁可使用抗抑郁剂，SSRIs多为首选。针对患者的应激反应及赔偿心理需加强心理治疗，尤其是认知行为治疗。严重患者在治疗中需防自杀。

7.4.4 内分泌疾病与抑郁障碍

激素（尤其是肾上腺皮质激素和甲状腺素）的过多或缺乏可直接或通过神经肽类递质引起抑郁障碍。内分泌患者的情绪波动等表现可掩盖抑郁障碍。在这类患者中，往往出现睡眠和食欲障碍，思维能力下降，办事犹豫不决。

7.4.4.1 库欣综合征

抑郁是库欣综合征最突出的精神症状，常先于库欣综合征躯体症状出现,可伴有精神病性症状,情感反应可以是协调的,也可不协调,可有自杀企图,也有自杀死亡者。86%的患者有明显的易激惹特征。用类固醇抑制剂治疗抑郁症状比抗抑郁剂更有效。

7.4.4.2 糖尿病

糖尿病患者中伴发抑郁障碍患病率为9%~27%。在非胰岛素依赖型糖尿病(NIDDM)中,抑郁障碍可能先于糖尿病症状,抑郁障碍可能增加了NIDDM发病的危险性。相反,在胰岛素依赖型糖尿病(IDDM)中,抑郁障碍倾向于出现在糖尿病发病后,血糖增高的程度同抑郁障碍的严重程度相关。

在治疗糖尿病患者的抑郁症状时,文拉法辛可能增加对胰岛素的阻抗而使糖尿病恶化。而SSRIs能减少对胰岛素的抵抗性使糖尿病控制得更好。对于合并严重抑郁的患者,采用ECT或改良ECT治疗应慎重。因为ECT或改良ECT可引起血肾上腺素、皮质醇和生长激素的增加,这样更易引起血糖水平的升高,容易诱发高血糖昏迷。故做ECT或改良ECT前,要监测血糖。

7.4.4.3 艾迪生病(Addison's disease)

30%~50%的艾迪生病患者有抑郁症,主要表现为:兴趣缺乏、懒散和思维迟缓。抑郁症状可先于艾迪生病的症状出现。抑郁障碍的发病与促肾上腺皮质激素释放激素(CRF)和促肾上腺皮质激素(ACTH)分泌增加以及由于糖皮质激素缺乏诱发的生物胺神经递质不平衡有关。在轻、中度病例中,类固醇替代治疗可迅速改善症状,对于严重的病例可用药物治疗或用改良ECT治疗。

7.4.4.4 甲状腺功能低下

76%的甲状腺功能低下患者可有抑郁症状,如自罪妄想、绝望感,常先于躯体症状,部分患者可伴有精神病性症状,如幻听、妄想。抑郁障碍也可继发于甲状腺切除术后的甲状腺功能低下、甲状腺炎和长期锂盐治疗。相反,约10%的抑郁患者有一定程度的甲状腺素低下，常为亚临床相，且只有通过 TRH 试验方可发现。无症状性的自身免疫性甲状腺炎可能是锂盐治疗的患者和产后患者的亚临床性甲低的基础，这样，增加了这些患者发生抑郁障碍的危险性。与甲状腺功能低下相关的抑郁症状可能对甲状腺替代治疗无反应，常需要抗抑郁剂治疗。

7.4.4.5 甲状旁腺功能障碍

甲状旁腺机能亢进引起的精神症状常与高血钙有关，而与甲状旁腺功能亢进本身关系不大。42%～65%的患者有精神症状，其中抑郁症状最为突出，主要表现为精神运动迟滞。还可伴有人格改变和认知功能缺损。抑郁症状常与高钙血症或低镁血症相关，在钙/镁失衡纠正数周后，症状趋于缓解。一些病例可能需使用抗抑郁剂。甲状旁腺机能低下的患者中，40%有中度抑郁症状，钙剂治疗后症状改善。

7.4.4.6 高催乳素血症

高催乳素血症，以性欲减退为特征，常伴焦虑和抑郁障碍。同健康或已闭经和催乳素水平正常的女性相比，有高催乳素的闭经女性抑郁症状、敌意和焦虑的倾向更多。高催乳素男性也显示有更多的抑郁症状。

高催乳素血症中的抑郁障碍对抗抑郁药物疗效不佳。然而，当使用溴隐亭降低催乳素水平时，抑郁症状的改善同催乳素的降低相平行。

7.5 精神分裂症后抑郁障碍

精神分裂症后抑郁障碍指出现于精神分裂症残留期的抑郁发作。其发生率大致为25%。抗精神病药物的使用可能与分裂症后抑郁的发生有关，但并非全部，其间的关系也不清楚。因为精神分裂症本身可以伴有抑郁症状，而这种伴随症状可以随着有效的抗精神病药物治疗而缓解。这类患者的预后较没有抑郁的患者差，主要是复发率高和自杀危险性高。因此需要进行积极有效的干预，包括监护与药物治疗。有近期研究显示，一些非经典抗精神病药物（如喹硫平等）及新型抗抑郁药物（如 SSRIs 等）会对半数精神分裂症后抑郁障碍患者有效。抗精神病药物也应尽量选用安全性较好的药物，一次处方量不宜过大，以免患者采用处方药物自杀。

7.6 精神活性物质滥用、非精神活性物质与抑郁障碍

酒精是中枢神经抑制剂，酒滥用随之而引起的酒中毒现已构成全球性问题。我国的流行病学调查发现，我国居民中酒依赖的患病率为 3.73%。与以前的资料相比，酒依赖有增多趋势。

临床研究指出，酒依赖者在住院时被发现有抑郁症状者，一年后随访仍有抑郁症状，且症状与随访期间仍在继续饮酒呈高度相关。其他的研究也支持这一观点，即戒酒者与未戒者相比，前者的抑郁症比例低。酒依赖者戒酒后较长时间内常残留各种情绪障碍，最常见者为焦虑和抑郁，不少人即因此而重蹈覆辙。

在门诊用抗抑郁剂治疗时，患者的服药依从性较差。此外，由于乙醇和抗抑郁剂会发生相互作用。使后者血药浓度难以达到治疗水平。目前多数人认为，在未戒酒的酒依赖者中常规使用抗抑郁剂是不恰当的。

抗抑郁剂治疗适应证为：①戒酒后并存的抑郁障碍或严重的反应性抑郁至少持续 3 个星期；②戒酒后仍持续出现焦虑、恐惧的症状。

除了酒精之外，其他精神活性物质的滥用也与抑郁障碍相关。较常见且危害较大的精神活性药物有如下几类：①阿片类物质，如海洛因、阿片、度冷丁等；②中枢神经兴奋剂，如可卡因，苯丙胺等；③大麻类物质；④镇静安眠药物，如巴比妥类、

苯二氮䓬类等。

在诊治的阿片类依赖者中，抑郁障碍的患病比例甚至高于反社会人格的比例。研究发现48％的患者在戒断一个月后，其症状达到心境障碍诊断标准。在就诊的滥用者中，抑郁障碍的终生患病率为73％，而未治疗者中的患病率为56％。

临床上，有时很难将抑郁症状与阿片类药物或中枢兴奋剂的戒断症状相区别，也很难将其与药物的不良反应相区别。阿片类戒断时也可产生性功能障碍、食欲不振、睡眠障碍等，中枢兴奋剂的戒断症状中有厌食、疲劳、情绪低落、注意力不集中、易激惹、失眠等。对药物滥用人群中抑郁症状的重视，是因为这些症状会对治疗产生不利的影响。有研究表明，既往有过抑郁症的阿片类滥用者，其戒断症状重，且不易完成治疗。还有研究发现，戒断后存在的抑郁症状会使复发的危险度明显增加。因此，缓解滥用者的抑郁症状，维持治疗至关重要。

对于明确诊断的抑郁障碍患者，应进行及时恰当的治疗干预，包括心理治疗及药物治疗。药物治疗建议选择SSRIs类药物。

其他非精神活性物质如有些药物也可引起抑郁障碍。如心血管类药和抗高血压药物：利血平，洋地黄，可乐定，普鲁卡因，胍乙啶，甲基多巴，利多卡因，心得安，倍他尼定，哌唑嗪，肼太嗪，黎芦属，心得平等；类固醇和激素：皮质醇，口服避孕药，泼尼松，炔诺酮，达那唑等；精神药物：丁酰苯类，酚噻嗪类药物等；神经系统药物：金刚烷胺，巴氯酚，溴隐亭，卡马西平，左旋多巴，丁苯那嗪，苯妥英等；止痛与抗炎药：非那西汀，鸦片类，非诺罗酚，布洛芬，保泰松，消炎痛，镇痛新，消炎灵等；抗菌和抗真菌药：氨苄青霉素，灰黄霉素，新诺明，灭滴灵，克霉唑，硝基呋喃坦叮，环丝氨酸，奈丁酮酸，氨苯砜，磺胺类，乙硫异烟胺，链霉素，四环素，二苯基硫脲等；抗癌药：C-天冬酰胺酶，光辉霉素，博莱霉素，长春新碱，甲氧苄啶等；其他：乙酰唑胺，抗胆碱酯酶类，胆碱，西米替丁，赛庚啶，地芬诺酯，戒酒硫，麦角二乙胺，美西麦角，甲苯凡林，美其敏，沙丁胺醇等。临床上有时难以区分抑郁症状究竟是原发的、还是由躯体疾病引起的、抑或是由于治疗躯体疾病的药物所致的。此时，详细的询问病史和用药史，进行必要的停药观察，以及给予恰当的抗抑郁药物是治疗的关键。

8 抑郁障碍与自杀

8.1 自杀的流行病学研究

据有关报道，1990年全球自杀死亡人数达140万，占该年总死亡人数的1.6%，而自杀或因意外死亡导致的伤残调整生命年（disability-adjusted life years，DALYs）损失为15.9%。在1999年北京召开的WHO/精神卫生高层研讨会上，卫生部首次正式对外公布了中国年自杀率为22.2/10万（1993年）。提示中国的自杀问题不容忽视，有必要引起全社会的关注和重视。中国的自杀具有本土特点：①年轻女性自杀死亡率高于男性，并主要在农村；②农村自杀死亡率高于城市（3～4倍）；③年龄分布具两个高峰，20～35岁的农村年轻妇女（年自杀率为26～67/10万）和60岁以上的农村老年人，特别是随着年龄的递增，农村男性老人的自杀率可达140～160/10万。

抑郁障碍是最常见、最重要的与自杀关系最为密切的精神疾患，绝大多数的自杀患者在自杀死亡前有抑郁症状的存在，其中约60%左右的患者可诊断为抑郁症。美国资料估计，抑郁障碍患者的年自杀率约为85.3/10万，约是普通人群年自杀率（11.2/10万）的8倍。国内上海的研究发现，抑郁障碍患者的年自杀率估计约100/10万。综合国内有关自杀的研究资料显示，自杀者常用的自杀方法为：服农药中毒或大量吞服药物（34%～66%）、自缢（8%～44%）和溺水（3%～14%）等。

虽然绝大多数抑郁障碍患者并不会轻易结束自己的生命，但在未及时诊治的抑郁障碍患者中自杀危险性非常高，尤其是共患其他疾病（如焦虑障碍）和遭遇不良生活事件的患者。近年来国外的随访研究发现，约35%～40%的抑郁障碍患者会在5～10年里因各种原因死亡，自杀约占其中的30%～40%；终生自杀危险性估计为5%～26%之间，中位数为15%；当然，不同亚型之间可能有所不同。根据来自不同国家的15项研究结果显示，男性抑郁障碍的自杀死亡率是女性的2倍。自杀已成为近年来全世界精神卫生研究领域的重要课题之一。

8.2 自杀与自杀企图

以自我结束生命为特征表现的一种冲动行为，其最严重结果是导致死亡，称为"自杀"。它主要是一种个体行为，但与心理过程、社会环境和文化影响等因素密切相关。故意对自己身体造成伤害，但未导致死亡，则为"自杀企图"，或称"自杀未遂"。一般认为自杀企图不能完全等同于自杀，因为所采取的自我伤害行为常为非致死性，如过量服药、割腕等，因此亦称自伤或蓄意自伤（deliberate self-harm，DSH）。

8.3 自杀的危险因素

8.3.1 家族史

有自杀家族史的患者自杀危险性较高。双生子研究发现单卵双生子的自杀同病率增加，如丹麦对双生子和寄养子的比较研究均发现自杀率的增加，提示其具有生物源性。生物化学研究发现自杀者脑脊液中的5-羟吲哚乙酸（5-HIAA）明显减少，表明大脑5-HT代谢的降低，也部分反映其生物学基础。

8.3.2 酒依赖与药物滥用

酒依赖自杀最危险的年龄为40～50岁，平均饮酒年限为20

年,其长期自杀危险性在住院酒精中毒患者中估计为6.7%。另外,过去有抑郁症史是主要的临床危险因素,近期的人际关系丧失(常为分离)亦是高危因子,将有1/3自杀。其他精神活性物质滥用自杀者多在40岁以下,尤以30岁以下最常见,病史平均12年,常合并酒滥用。同样,有报道发现人际关系的丧失或冲突也是许多药物滥用自杀者的常见诱因。

8.3.3 其他危险因素

主要涉及年龄、性别、职业、婚姻等人口学特征及若干心理社会环境因素。

8.3.3.1 年龄

自杀随年龄递增而增高,男女皆如此。国内有关资料表明,老年人的自杀率明显高于青年人,尤其是老年男性。

8.3.3.2 性别

在国外,自杀常见于男性,大约为女性的3倍,尤其在年轻人和老人中最为明显。对男性来说,即使有严重的抑郁症状,他们仍不愿主动寻求专业医师的帮助,即便有时来看医生,但仍不会主动叙述,其罹患抑郁障碍常常被掩盖,因此往往未能被识别也未得到治疗。男性常通过饮酒来自我减轻抑郁症状,结果更增加了攻击、暴力和自杀的危险性。临床医师更应该注意发现男性患者的抑郁障碍,并及时给予抗抑郁治疗。

8.3.3.3 社会阶层与职业状况

社会底层者自杀率最高,其次为社会高阶层。自杀率最低者介于两者之间的中产阶层。失业以及某些职业,如医学和农牧业是危险因素,大学生中据报道自杀危险性亦较高。另外,从事音乐、司法、律师、保险业的人员自杀率也较高。

8.3.3.4 婚姻状况、儿童与生活环境

自杀在单身、独居、离婚或丧偶者中常见。近年来认为丧偶对老年人来说是一个重要的危险因子,但在一项婚姻状况和男性

自杀的研究中发现，丧偶对成年人来说影响最大，而离婚对老年人的危险性最大，这种危险部分是因为独居，而独居又是与自杀密切相关的危险因子。城市与农村的自杀率差异较大，一般认为自杀在许多国家以城市多见。但我国却比较特殊，农村地区的自杀率平均高于城市地区约3倍左右。

8.3.3.5 季节相关性

在绝大多数国家（包括南半球）自杀均是以春季为高，国内的许多研究为夏秋季，可能与农村的农药使用与管理有关。

8.3.3.6 生活事件

如丧失或分离、严重躯体疾病、失业或退休、单身、丧偶或离婚等严重的负性生活事件，往往会给人造成心理失衡，易产生自杀的冲动行为，尤其是发病阶段的抑郁障碍患者，若再遭遇突发性的负性生活事件，更容易导致病情恶化，绝望厌世之际，自杀危险更大。

8.4 抑郁障碍亚型与自杀

8.4.1 抑郁症（抑郁发作）

有研究认为，抑郁障碍患者出现悲观绝望、注意力集中困难、焦虑、惊恐、酒滥用、自杀观念，以及与自杀内容有关的幻觉是预测短期内发生自杀和企图自杀的指征。

8.4.2 以生物学症状为主的抑郁障碍

这类患者常伴有明显的自罪自责，感到生活没有意义和无能，同时有精神运动性迟滞，脑中反复出现自杀的想法和死亡的事情。其自杀的危险性大多发生在患者抑郁症状开始缓解和精神运动性迟滞减轻之际，因为此时患者对应对处理心理社会境遇的能力仍处于非常消极悲观的态度之中。对某些患者而言，面对现实非常痛苦，自杀才是唯一出路。不过，在自杀死亡者中，伴有幻觉或妄想的精神病性抑郁症患者非常少见。

8.4.3 以躯体症状为主诉的抑郁症（隐匿性抑郁症）

在自杀患者中，抑郁症以隐匿症状出现者不多见。在隐匿性抑郁症的自杀患者中，症状大多以关节、肌肉和身体其他部位的疼痛或酸痛不适为主，也可表现为乏力、慢性疲劳、头晕目眩、四肢沉重或头胀。这些患者常去全科或内科医师就诊，如果给予较系统的询问检查，患者往往会暴露出有严重的家庭或工作应激，以及强烈的自杀观念。因此，应该让全科医师学会识别隐匿性抑郁症、自杀观念和患者各种不同的自杀表达方式，以便能预防自杀企图和自杀。

8.4.4 恶劣心境

恶劣心境的病程较长，患者的抑郁症状时轻时重，但在严重程度上较抑郁发作为轻。许多恶劣心境患者起病于童年期，心理发育受到抑制，表现闷闷不乐和自卑。

恶劣心境的自杀危险性较急性抑郁发作或心境障碍的其他严重亚型为低，但在双重抑郁，即恶劣心境基础上合并抑郁发作的患者中自杀并不少见。

8.4.5 抑郁障碍与躁狂

单相抑郁发作与双相障碍患者的终生自杀危险性不完全一样，前者为15%，后者为20%。

绝大多数的双相障碍患者的自杀是在抑郁发作或混合抑郁状态下发生的，躁狂发作期自杀者相对罕见。轻躁狂和躁狂发作常在抑郁发作之后出现，因为这样，部分患者发生自杀的危险性相对较高。

8.4.6 共病问题

近年来逐步认识抑郁障碍与焦虑障碍共病将会增加患者自杀的危险性。临床上抑郁与焦虑似乎是同源性障碍，常合并存在，有时在自杀患者中很难截然区分抑郁与焦虑。文献综述表明，自杀危险性的增加与焦虑症状的严重程度呈正相关，而临床医师有时并未完全意识到抑郁障碍患者所存在的焦虑症状，而共病焦虑症状的抑郁障碍患者自杀危险有明显增高。许多近期临床研究发现，抑郁障碍共病严重焦虑症状是预测自杀的近期指征；而既往自杀企图和自杀观念则是预测自杀的远期指征。已有前瞻性研究提出，下列共病症状是预测抑郁障碍患者近期自杀的指征：①有严重的精神性焦虑；②有惊恐发作；③有中度酒依赖病史；④明显的失眠；⑤严重的悲观绝望。

其他共病问题有抑郁障碍合并酒依赖或其他精神活性物质滥用、多种躯体疾病，以及人格障碍。精神分裂症自杀的患者常常共病抑郁症状。

8.5 自杀的检查与评估

8.5.1 自杀前的就医

国外报道，60％以上的自杀者在付诸行动前的一年里曾主动就医过，其中大多数在自杀前1周仍在就医，女性自杀者大多就诊于精神科或寻求过心理咨询医师的帮助，男性则大多已就诊过全科或其他科，只有20％左右的自杀者从未就医就诊。

普通临床医师一般不是常常会想到患者有自杀的危险，原因之一是因为他们看过的许多患者在自杀前表现"相当清醒和平静"或者只有隐匿性抑郁。所谓的"相当清醒和平静"实际上是自杀者没有焦虑，因为他们已经决定结束自己的生命并计划好自杀的方法。与曾看过自杀患者的内科医师交谈发现，虽然他们已认识到患者的抑郁心境，但不知道确诊为抑郁症。有些医生能认识到这是抑郁症，但看成是一种心理社会现象，未当成是疾病，常用患者的境遇来解释，而未进行针对性治疗。另外，男性患者很少会谈自己的自杀打算，并且许多患者即使有隐匿性抑郁症的表现，也很难作出精神科的诊断。

因此，对于有抑郁障碍的患者，临床医师必须询问患者是否有自我伤害想法的存在。如果存在，则必须评估其临床状态，以及其他危险因素。临床研究提示自杀风险等级如下：①年龄（45岁或以上）；②酒依赖；③易激怒、冲动和暴力行为；④既往有自杀行为；⑤男性；⑥拒绝接受帮助；⑦抑郁症合并自责、后悔与焦虑，或经久未愈；⑧既往曾住院治疗的精神科患者；⑨重大生活事件，如丧失或分离、严重躯体疾病、失业或退休、单身、丧偶或离婚；⑩严重焦虑或惊恐发作。

8.5.2 与自杀企图者会谈与检查

一般涉及自杀危险性、临床表现以及家庭和社区环境3个方面。

8.5.2.1 自杀危险性

一方面需要评定自杀企图者是否存在生命危险，即自杀、他杀、自伤、冲动攻击行为等发生的可能性，这一水平的评定至关重要，因为牵涉到生命的存在与否。另一方面需要评定自杀企图者是否已丧失原有的社会角色能力、是否与周围环境疏远或隔绝，或者离开原先所处的自然社会环境。如果患者已有详细的自杀计划或准备实施时则应考虑密切监护，或收住精神科病房不失为安全措施之一。

必须注意，对自杀者的检查评估应该尽量在短时间内迅速作出，以便及时干预和抢救。

8.5.2.2 自杀的临床表现

可从情绪、认知、行为和躯体症状等4个方面观察：①情绪方面：当事者往往表现出高度的紧张、焦虑、抑郁、悲伤和恐惧，部分人甚至会出现恼怒、敌对、烦躁、失望和无助等情感。②认知方面：在急性情绪创伤或自杀准备阶段，当事者的注意力往往过分集中在悲伤反应或想"一死了之、一了百了"之中，从而出现记忆和认知能力方面的"缩小"或"变窄"，判断、分辨和做决定能力下降。③行为方面：当事人往往会有痛苦悲伤的表情，哭泣和独处一隅等"反常"行为。具体来说，有工作能力的下降，从而不能上班和做家务，兴趣的减退和社交技能的丧失，从而日趋孤单、不合群、郁郁寡欢，以及对周围环境漠不关心；对前途的悲观和失望，从而会产生拒绝他人帮助和关心，脾气暴怒或易冲动。④躯体症状方面：相当一部分当事人在自杀前会有失眠、多梦、早醒、食欲下降、心悸、头痛、全身不适等多种躯体不适表现，部分患者还会出现血压、心电图及脑电生理等方面的改变。

8.5.2.3 家庭和社区（周围环境）

人是社会性的，一个人问题的产生，除了考虑其自身特有的因素外，还要考虑到其所处的周围环境，其中包括家庭、朋友、同事、社区的整体文化背景、教育程度、宗教及政治、经济等诸多因素。因此，家庭及有关社会支持系统的评定，有助于在干预过程中更好地调动一切可能的积极因素来帮助自杀企图者。

8.5.3 自杀的相关量表检测

自杀行为可以看成为抑郁障碍的一种症状（如消极观念），也可以看成是对急、慢性心理社会应激（如躯体疾病、工作问题、家庭问题等）的应对技巧严重缺陷。对于抑郁障碍患者伴自杀危险性的评估除了临床检查判断外，可考虑使用相关的危险性量表辅助临床诊断。常用工具有：Beck绝望量表（20项）、自杀危险性评估（12项）、重复危险性量表、"悲伤的人"量表等。

8.6　自杀预防

尽管评价不同处理方法对自杀预防的功用尚为时过早或比较主观,其原因可能存在诸多方法学的问题(如不同研究选择的样本偏差、危险因素的评估不一、小样本人群自杀率的非随机性等),但根据现有的研究和临床经验表明,心理治疗和药物治疗仍然是预防抑郁障碍患者自杀的主要措施。

虽然约有60%的患者在自杀前曾看过医生,但只有15%的患者接受抗抑郁药物治疗,其中一半的患者还缺乏依从性,自杀前2~3周便停用药物。部分患者服用抗抑郁药剂量也不足,只有3%~6%的抑郁障碍自杀死亡者是服用足量的抗抑郁药。另外,抑郁障碍自杀者很少接受过心理治疗、电痉挛治疗或锂盐治疗。研究发现只有3%的自杀患者在死亡前分别接受过电痉挛治疗或锂盐治疗。

目前认为,无论是年轻人、中年人,还是老年人,采用联合药物和心理治疗的方法来有效治疗抑郁障碍是预防自杀的重要措施,尤其及时合理地治疗女性抑郁障碍患者,更能有效地预防自杀。

8.6.1　自杀的危机干预策略
8.6.1.1　背景

危机干预是近40年来国外常用于自杀患者和自杀企图者的一种有效心理社会干预方法,即强调干预的时间紧迫性和干预的效果,尽可能在短时间内帮助患者恢复已失去平衡的心理状态,充分肯定其优点和长处,确定他/她已采用过的有效应对技巧,寻找可能的社会支持系统,以及明确治疗目标。首先让自杀患者认识到自杀不过是一种解决问题的方法而已,并非目的,因为绝大多数自杀企图者是因为面临生活逆境不能解决时才选择自杀的，但如果有解决目前逆境或危机的其他方法，可以避免自杀。因此，围绕这一改变认知的前提，可以采取：①通过交谈疏泄其被压抑的情感；②启发他认识和理解危机发展的过程及与诱因的关系；③教会他学习解决问题的技巧和应对方式；④帮助患者建立新的社会支持系统，尤其要扩大正常人际交往。另外，注意强化患者新习得的应对技巧及问题解决技术，同时鼓励患者积极面对现实和注意发挥社会支持系统的作用。

8.6.1.2 热线电话服务

国外从20世纪50年代末期便开展了热线电话或危机干预服务，并成立了国际心理救援组织（亦译为益友会），许多国家和地区加入了此组织。近年来，国内许多城市也开展了这方面的热线电话咨询工作，处理自杀企图为主要服务内容，由于及时地予以干预、帮助和支持，有效地避免了自杀危机的发生。

8.6.1.3 危机干预的方法和步骤

建议采用6步法：第一步，确定问题的性质：从患者的角度确定和理解其所认识的问题。其中所应用的核心技术为倾听，包括同情、理解、真诚、接纳，以及尊重。第二步，保证患者的安全：危机干预中，保证患者安全作为首要目标非常必要。简言之，即对自我或他人生理和心理危险性尽可能降到最小。第三步，给予强有力的支持：强调与患者沟通与交流，不评价患者的经历与感受是否值得称赞或批评，而提供机会让患者相信"这里有人确实非常关心着你"。换言之，要以积极的方式接纳所有的求助者。第四步，采用变通的应对方式：应从多种不同途径思考变通的方式来帮助患者，而非死路一条，如：环境支持是提供帮助的最佳资源，让患者知道现在或过去有哪些人在关心自己；提供积极的、建设性的思维方式，用来改变求助者对问题的看法并减轻焦虑程度。第五步，制订遏止危机的计划：计划的制订应与求助者合作，让其感到这是他自己的计划。计划应该根据患者的应对能力，着重在切实可行和系统地帮助其解决问题，如使用放松技术消除其紧张焦虑。第六步，获得求助者的承诺：即让患者复述一下计划，如"现在我们已经商讨了你计划要做什么，下一步将看您如何表达自己的愤怒或抑郁情绪。请跟我讲一下您将采取哪些行动，以保证不发脾气或不再绝望"。在结束危机干预前，医务人员应该从患者那里得到直接的和明白的承诺。

8.6.1.4 注意事项

一般经过4～6周的危机干预，绝大多数的危机当事者会度过危机，情绪症状得以缓和，此时应及时中断干预以减少依赖。在结束阶段，应注意强化新习得的应对技巧，鼓励当事者今后将面临或遭遇类似应激或挫折时应采取的正确态度和应对方式。

8.6.2 预防自杀的措施

自杀预防的策略可能涉及医疗保健和一般社区人群指导两个主要方面。

8.6.2.1 医疗保健方面

具体措施为：①改进医疗保健服务设施。②提高精神障碍诊断识别率，如抑郁症、精神分裂症和药物滥用等。③提高医疗工作者的意识，重视自杀预防和关注精神障碍。④给予精神障碍患者、自杀企图者和有心理应激患者适当的治疗、随访和康复措施。⑤抓好人群的预防和教育，包括患者及其亲属、医疗保健人员、政府决策者，以及医疗管理人员。

8.6.2.2 一般社区人群指导

作为公共卫生工作的一项重要内容，实施要点为：①有关政策的宣传推广，如社会福利、精神卫生法规及政策的教育等。②通过普及教育提高认识，如认识自杀预防的意义，认识贫困、失业等所致的长期心理社会应激，认识精神卫生的重要性（父母对家庭心理卫生保健的责任、融洽的人际关系、良好的学校环境和职业环境、健康的睡眠和饮食习惯、远离易致自杀的毒品）等。消除社会生活中对自杀预防和精神障碍的偏见。③媒体在宣传报道有关自杀新闻中所应承担的责任与义务,注意避免不必要的负面影响。④重点靶人群的预防和教育,包括普通公共机构,如学校、厂矿企业、机关工作单位和社区居民等。

抑郁障碍的人群防治

国内外经验表明,控制人群中抑郁障碍的最有效方法是社区防治。人群防治的重点是学校和各种职业场所的人群,其基本策略涉及以下主要内容。

9.1 政策和各部门的支持

对抑郁障碍的人群防治,以及相关的研究和服务,需要得到包括卫生部门在内的各级地方行政部门的支持和领导。辖区所在地与此有关的各部门,如教育、民政、医疗福利保障及公安司法等部门的协同支持,对抑郁障碍人群的有效预防和及时干预,均至关重要。要尽最大可能地争取在政策上得到支持,必须向有关地区领导和各相关部门,提供本地区抑郁障碍流行情况及社会需求的信息,并宣传这项工作的意义和重要性。

目前,对抑郁障碍人群的防治能力与精神卫生服务的总体提供能力一样,显然不能满足大众的需求。提供能力的不足表现在全国平均每一万人口仅有 1.2 张病床,平均每 10 万人口约有 1 名精神科医师,远远低于发达国家。同时,因经济发展不平衡,现有的机构和人员也相对集中于东部一些省区,经济不发达的中西部地区和贫困地区精神卫生资源匮乏。另一方面,精神卫生专业机构病人就医率低,床位使用率低,精神卫生资源的利用低下成为近年来一个突出问题。

针对我国目前现状,我国应尽快建立全国精神卫生工作领导协作机制,各级政府和相关部门如卫生、教育、民政、医疗福利保障及公安司法等部门应协同支持,对抑郁障碍人群采取有效预防和及时干预。具体措施为：①加强健康教育与健康促进活动，提升全社会对精神疾患的认识。制定和发展相应的地方法规和政策，明确各部门的职责，分工合作。②提供更多的科学就医信息，进一步消除大众对精神疾病的偏见和歧视，使消费精神卫生服务的行为更加主动和方便。③完善医疗保障体系，提高精神病人的就医公平性，保障精神病人的基本医疗覆盖率，从而减少精神疾病的低治疗率带来的高致残率，减少这一疾病的社会总负担。④改变精神卫生医疗机构的功能，完善服务流程。促进和发展以各地精神卫生机构为中心的社区基层服务体系，组织以专科医师、护士、心理咨询人员、社会工作者和康复治疗师为基础的服务分队，进入街道社区。逐步形成集治疗、预防、干预、康复和宣传于一体的新型社区精神卫生网络。提高社区精神卫生服务的综合供给能力，对社区精神病人实行个案管理。提供便利的社区服务。鼓励和支持对总额预付制医疗保险体制的探索和成本-效益分析为主的卫生经济评估。⑤联合劳动部门和社会各界，为康复精神病人提供就业指导，并提供社会公益性岗位。加快精神病人回归社会。加大精神卫生从业人员的培养力度，开展对现有精神卫生工作人员的培训和对基层医疗机构人员的技术指导，建立和健全继续教育制度。组织城市中心医疗机构的医务人员到区、县、街道基层精神卫生机构中服务，并作为职称晋升的考核指标之一。⑥各地政府要建立稳定的精神卫生投入机制。将精神卫生工作经费纳入年度财政预算，保证精神卫生工作的落实。新增的精神卫生经费，主要用于发展社区精神卫生网络项目。各地应重视精神卫生工作，应根据当地精神疾病患病率、服务范围、公共卫生服务的数量及精神卫生服务人员数量，并考虑经济发展和财力情况等因素，将精神卫生工作所需的人员经费，业务经费列入财政预算，予以保证。社区精神卫生网络的发展应根据当地经济发展水平，卫生区域规划等情况，经论证后逐步推开，经费列入同级预算，逐年安排。中央和省级财政通过设立专项资金对贫困地区精神卫生机构给予资助。中央财政通过专项转移支付对精神卫生工作中的公共卫生服务，疾病控制项目给予补助。

2002年4月，卫生部、民政部、公安部和中国残疾人联合会共同签发的《中国精神卫生工作规划（2002～2010年）》中将抑郁障碍作为重点精神疾病，明确提出要"提高综合性医院、基层医疗卫生机构的抑郁症识别率，提高抑郁症患者接受治疗的比例。"

具体要求为："到2005年，地市级及以上综合性医院的抑郁症识别率达到40%，县级综合性医院达到30%；到2010年，分别达到60%、50%。"而且要求："到2005年，抑郁症患者接受治疗的比例在现有基础上提高60%；到2010年，提高120%。"

为此，要像世界上较发达国家和地区一样，制定和发展相应的地方性法规和配套政策，明确各部门的职责，以便各司其职，分工合作。并应将该专病防治内容纳入地区整体卫生工作的发展计划中去。随着地区经济的发展，社区服务设施的建立和完善的同时，事关广大人民群众心身健康的抑郁障碍防治工作，也应在地区行政的支持下，在人力、资金和技术上有所投入和保障。

抑郁障碍人群防治的成效，不仅是辖区人群的精神卫生和心理保健水平的显著标志，而且很大程度上体现了在政府领导下该地区公共卫生事业发展的业绩，也反映出该地区社会经济发展所需的社会秩序的安定程度，是衡量社会主义精神文明建设的重要指标之一。

9.2 人员培训

抓好人员培训工作，对于可持续开展抑郁障碍的人群防治至关重要。因此在各地区社区精神卫生服务的组织管理系统中，应将该专题培训作为一项常规任务列入计划，给予专项培训经费的落实，并提供培训人员、场地及设备的保障。

9.2.1 培训目标和措施

建立一支由各类可动用人力资源组成的、能广泛和有效开展抑郁障碍人群防治的精神卫生基础服务队伍。

为达到上述目标,具体措施为:①加大精神卫生从业人员的培养力度,开展对现有精神卫生工作人员的培训和对基层医疗机构人员的技术指导,建立和健全继续教育制度。组织城市中心医疗机构的医务人员到区、县、街道基层精神卫生机构中服务,并作为职称晋升的考核指标之一。②在医学院校中充实精神卫生教学内容。医学教育应与社区精神卫生,心理干预等知识紧密结合,对有志成为精神卫生从业人员的学生,可实行定向分科、定向就业、引导、鼓励医学生热爱精神卫生专业。③积极推动儿童、老年等精神专科人员的培养,逐渐形成临床心理师、社会工作者、康复治疗师的培养体制。加速改变精神卫生工作专业人员缺乏和结构不合理的局面。④加强对综合性医院中医师的精神卫生知识普及。提高他们对精神疾病的识别力和诊断准确率。推动和完善联络——咨询精神医学的发展。⑤加强对城市社区及农村基层精神卫生工作者的管理。严格执行培训和考试制度。逐渐引入从业人员准入制度,到2010年底,全国各城市街道基层精神卫生工作者必须取得执业助理医师以上执业资格。

9.2.2 培训对象

主要包括各级综合医院、其他专科医院(如肿瘤医院)、乡镇卫生院、诊所和护理院中的非精神科执业医师、医学心理咨询师、心理治疗师和医疗各科护理人员及卫生人员;社区和大中型企事业单位医疗设施中的全科医师、初级卫生保健人员、精神卫生社会工作者;教育战线的幼教保育员、小学各年级的班主任,大中学校教师、青少年教育工作者和教育心理学辅导员;非政府团体及热心社会公益群众组织中的志愿者、抑郁障碍患者的亲属和其他照料者等人员。

9.2.3 培训内容

以适于全科医师的精神卫生培训教材为主，依不同培训对象的可接受水平，可编写繁简程度不一的抑郁障碍防治内容的适用教本。其内容至少应包括：什么是抑郁障碍？其性质和对人群的危害性如何？抑郁症状的具体表现有哪些？抑郁障碍现代诊疗的概念和原则是什么？如何早期发现患有抑郁障碍的人群？各种常见躯体疾病伴发或继发的抑郁障碍如何识别和防治？如何采用现有的工具和手段评估抑郁障碍的严重程度？如何发现和防范抑郁障碍人群中具有自杀倾向者？什么是电痉挛治疗及该治疗的适应对象和对抑郁障碍的疗效？对抑郁障碍患者的心理咨询和心理辅导的技巧有哪些？对抑郁障碍患者的自我保健如何进行指导？当代抗抑郁药物有哪些？如何观察抗抑郁药物的疗效和不良反应？常用抗抑郁药物使用的注意事项以及预防复发的社区综合康复措施应注意哪些要点？等等。

9.2.4 培训方法

以各地精神卫生专业医疗机构为主要培训基地，并结合具备精神医学和医学心理学培训功能的学术团体、教学机构和研究机构开展培训。这些机构和团体要针对各地具体情况制定以抑郁障碍人群防治为专题内容的培训计划和具体实施办法。实施中可采用讲座或培训班的形式，并采取启蒙性与提高性相结合的方法，举办定期或不定期的各级各类培训教学。另一方面，应针对理论讲课的重点内容，可组织安排适当的见习或实习，以提高学员的感性认识，加深对抑郁障碍人群防治知识的理解。

9.2.5 培训师资

主要由具有中级及以上职称，具备精神卫生专业系统理论知识和医疗实践经验与教学经验的专科医师；具有同等资质的医学心理治疗师、或精神卫生社会工作师等人员担任培训教师。要依据各地区具体情况组织和动员师资力量。启蒙性培训可采取二级或三级培训的方法，可逐级培训合格的师资。提高性培训所需的相应师资若短缺，可聘请外地区或境外具上述同等资质的专家和学者，讲授与抑郁障碍人群防治相关的内容。为了及时掌握抑郁障碍诊治的最新进展，包括专业人员在内的各级培训人员，自身也要通过参加各类学术活动，不断更新知识。

9.3 精神卫生的健康教育

流行病学资料提示，抑郁障碍是一个高患病率的常见精神障碍；但社会调查表明，我国社会人群对抑郁障碍的基本防治知识却所知甚少，由之使得人群中抑郁障碍患者的未治率居高不下。因此，如何面向社会大众，广泛宣传和普及抑郁障碍的人群防治知识，将成为一项极为关键的常规任务。开展此类健康教育，不仅是整个精神卫生健康教育的重要内容之一，而且对提高我国社会人群的心理素质和生存质量，从而对国家和地区经济建设产生的积极影响，其意义重大而深远。

9.3.1 健康教育的目标

提高社会人群对抑郁障碍及其防治知识的知晓率；提高社区人群对抑郁障碍的识别率；提高抑郁障碍患者群的就治率和治愈率；达到控制抑郁障碍的目标。

9.3.2 健康教育的方法及形式

为保证宣传教育活动的开展，要开发和动员当地各种媒体的广泛参与，以造成较大的宣传效应。健康教育的具体方法和形式包括：①口头宣传：涉及报告会、专题讲座、座谈会、家庭访谈及滚动式系列知识教育课程；②文字宣传：可通过标语、横幅、传单、折页、壁报栏、黑板报等形式进行宣传；也可发动专业人员在报纸杂志上撰写科普文章，并编写一些如"抑郁障碍社区防治知识"、"抑郁障碍的常识问答"、"抑郁障碍患者如何自我识别和自我保健"等小册子，还包括在医学专业期刊及专著上的专题宣传；③形象宣传：动用视觉效果的形象化宣传，如美术宣传画、心理卫生保健挂图、抑郁障碍家庭防治知识的连环画等；④综合宣传：通过前述形式的结合，如定期设点展览、流动性服务宣传、现场示教、街头咨询讲解、防治抑郁障碍的专题文艺会演，基层防治经验的交流及深入街道乡镇的就近宣传等；⑤电化教育：包括抑郁障碍防治知识的录音播放、电台广播、幻灯演示、电视台谈话节目及专题科普教育的电影制作，还可在因特网上设立抑郁障碍防治的专页等；⑥上层动员：要引起各级政府及相关部门的重视以及社会各界的理解，有必要对有关领导开展高层次的宣传，可在涉及各地政府决策的重要会议期间，通过正常渠道提供抑郁障碍社区防治的宣传资料及对策建议，例如各级人大会议或政协会议期间，可通过组织专项调研，让有影响的人士及非政府爱国团体的代表，向会议提交对防治抑郁障碍相关政策倾斜的议案等。

9.3.3 健康教育的内容及策略

抑郁障碍防治知识的宣传教育对象一般包括所有社会人群，属于普及性宣传。但对于各级政府及相关部门的领导；或社区、企事业单位、街道居民委员会乡镇村民委员会的基层干部；或患者的亲属、朋友、邻居、教师、同学或同事；或辖区内的公安干警、司法人员；或基层医疗卫生机构的卫生保健人员等等，开展针对性的宣传尤其重要。为此，要根据不同的对象，采取不尽相同的宣传内容和策略。例如：①针对各级领导干部，宣传拟侧重从抑郁障碍的患病率及其对工作、生活和社会的影响说明开展防治工作的重要性和必要性,并强调该项工作是一项"政府行为",以争取他们的重视和支持。②针对基层干部主要宣传介绍抑郁障碍的社区防治管理及各项宏观调研的概况,强调全社会应将抑郁障碍的防治作为一项基础性的服务工作,常抓不懈。③针对患者亲属和照料者,应强调抑郁障碍发生的早期表现,如何早发现、早治疗、防范自杀行为和减少复发;在疾病康复期如何关心和护理患者,减少环境中的应激因素,同时又不能使患者耽入"患者"角色难以摆脱,长期病休在家,不利于社会功能和职业功能的恢复。④针对基层卫生人员,主要介绍常用抗抑郁药物及一般处理对策,强调维持药物治疗的重要性,提高患者服药的依从性;并介绍一些实用可行的心理社会治疗方法,如各项生活自理技能、人际交往技能和应激应对技能的训练,开展诸如音乐、绘图、书法、园艺、烹调等创造性和趣味性的活动,以丰富患者精神文化生活,预防复发。⑤对地方公安干警、司法人员、民政干部及残联、劳动、福利部门的人员,宣传要点为:讲解抑郁障碍及由其导致消极自杀的危害性;简介发病患者群的识别方法;强调抑郁障碍患者是一类需要社会关注的特殊人群;说明国家福利政策的落实,对维护社会秩序安定、保障人民利益、解除家庭痛苦、造福整个社会的重要性。

9.4 心理社会干预

心理社会干预是抑郁障碍社会人群综合防治的重要手段之一。尤其在学校和职业场所人群中,从疾病预防和控制角度计,心理社会干预措施对防治抑郁障碍具有不可替代的作用。

9.4.1 家庭干预和家庭教育

目标主要针对已明确诊断抑郁障碍患者家庭中的主要成员,传授与抑郁障碍防治康复有关的知识并训练应对技巧,使家庭能更好地帮助患者。其效果主要有：①改善家庭氛围；②减少环境中过分的不良应激；③减轻照料者的心理负担；④提供针对患者症状和疾病行为的应对策略和训练技巧；⑤提高维持治疗的依从性；⑥预防抑郁障碍的复发。

家庭干预的方法一般可采取多个家庭参加的集体治疗方式或单个家庭的个别化治疗方式。集体干预以10～30个家庭中主要承担照料的亲属参加为宜，便于在接受知识教育中结合讨论，不同家庭间相互交流沟通，以利于减轻无助感和孤立感，可获得较大的干预效应。若某个家庭会顾忌一些隐私或存在某种特殊情况时，则个别家庭治疗较为适合。个别家庭治疗时根据需要可有患者在场或不在场两种情况。患者不在场有时可避免一些不同观点的矛盾冲突；如果干预涉及改善不当行为内容时应鼓励患者的参与。

9.4.2 危机干预（心理热线）

目标主要是减轻和消除抑郁障碍患者出现的消极自杀观念和行为，并在人群遭遇重大意外事件或突然打击，无法维持心理平衡，产生巨大精神痛苦，甚者导致消极自杀等极端行为时，提供及时有效的心理支持和帮助，处理迫在眉睫的问题，达到恢复心理平衡、安全度过危机的目的。

危机干预的重点对象是灾后人群，其适应范围还包括：①丧失因素：即求助者和当事人面临居丧、破产、失窃、下岗、失业、患病、致残、失恋、离异、受辱、被殴打或遭强暴，地位和尊严的丧失以及事业和追求的受挫等危急突发事件等；②适应问题：多指重大变迁后面对陌生的新环境或状态时超出习惯的应对能力，一时难以适应，包括新生入学或转学、战士复员或退伍、干部退休或离休、初为人媳或入赘、子女另居或"离巢"、客居异地或他乡，以及移民中的"文化休克"现象等，均可产生应激性抑郁症状；③矛盾冲突：即面临各种急需作出抉择的内心矛盾或旷日持久的心理冲突等状况，例如弃学从商的无奈、商海沉浮的苦恼、股市涨跌的揪心、荣辱得失的计较，迫于现实趋俗的懊恼与良心道德的自我谴责等，均可导致心理危机；④人际紧张：在家庭中夫妻、婆媳、亲子以及兄妹等成员之间和社会上上下级、同事、邻里等交往之间，严重的或持久的人际纠纷使某些人群极易陷入心理危机。诸如此类的心理冲击都可能导致抑郁障碍的发生、延续或复发。

　　危机干预可有多种方法和策略，兹以电话危机干预为例。电话危机干预又称"心理热线"，是近十余年中我国部分城市社区精神卫生服务中新发展的一种公益救助形式。由于通过"心理热线"施行危机干预，有着简便、及时、经济且保密性强等优点，随着电信事业的发展和电话的普及，应是一种较有发展前途的服务方式。但是与直接面询的危机干预比较，也有某些难度和局限性。因为互不见面，声音是获得信息及施行干预的唯一途径。热线服务者的任务是，迅速从声音、语调、语气及简洁应答中判断来电者的心理状态。基本干预策略是先稳住对方的情绪，导其倾诉，晓之以理；然后，对特殊个案和紧急情况给予相应的援助，例如，发现可能是具消极轻生倾向的抑郁障碍患者，只要来电者不拒绝，尽可能约其面询。面询危机干预的基本方法为倾听、复述、评价及施行针对性的心理治疗，基本策略包括：①调整认知偏差；②改善应对技巧；③指导松弛训练；④丰富生活内容；⑤扩大人际交往，建立支持系统。综上所述，对抑郁障碍的危机干预，在我国社区服务中仍然是有待发展的领域，已有的经验、方法和效果尚须作出科学的评估及验证，尤其是"热线电话"后续配套的现场紧急救援服务环节更是亟待建立。

9.4.3　社会技能训练

　　社会技能训练的目标，是处理抑郁障碍患者角色功能的特殊缺损，使患者在社会人际交往、自我照料及适应社会生活等方面,通过学习和训练,获得工具性技能和交往性技能。

社会技能训练的方法,既能针对抑郁障碍患者个体,也能在集体中施行。

社会技能训练的内容主要包括 2 部分。工具性技能有:用药的管理、个人整洁与卫生、合适地处理个体财务、症状的自我控制、添购物品、制备日用食品、使用交通工具;社交性技能有:适应不同场合的人际交谈、非言语社交技巧、职业的寻找和保持、友谊的建立和保持、约会或礼貌地拒绝、与人共享的休闲娱乐活动等。

9.4.4 职业康复

职业康复的目标,帮助从业年龄的抑郁障碍患者寻找就业成功或保持及适应职业状态,使之达到尽可能高的职业功能水平。

职业康复的方法,有:①庇护性工场:对尚未进入职业竞争的患者可提供短期的工作时间,职业压力少,工作任务简单,并有条件较好的工作环境。可将其视为一种职业康复的初始阶段。主要对象为抑郁障碍达到重症残疾的患者。②过渡性职业:主要适于重症患者住院治疗病情基本缓解,出院后一时难以进入社会竞争性就业者。该形式是基于自助及自食其力的宗旨。可由地区福利部门和社区服务相关部门组织建立,也可由患者住院治疗所在的医疗单位临时提供。名称如"日间康复站"、"工疗站"和"农疗站"等。成员在社区康复机构内部工作中挑选职业,如承担文书、勤杂、烹饪等任务。③职业俱乐部:其作用在于帮助重症患者寻找一份工作。对如何填写应聘申请、寻求职业及如何通过应聘面谈提供培训。可采取针对性的职业训练、角色扮演及录像反馈。帮助参与者工作安置,得到面试并在面试后得到随访。并根据个人的兴趣、精力及既往工作经历,帮助寻找全日工作或部分时间的工作。④职业支持:对于重症抑郁障碍患者的长期职业过程,常常需要给予职业支持。支持程序包括提供职前培训及职业场合的社交技能指导，直到提供交通及在岗状况的支持。同时，接受精神科持续性治疗服务。

9.4.5 心理治疗

适于社会人群中抑郁障碍患者的各种心理治疗的目标、方法和内容，与机构内服务基本类同（详细可参见 5.3），不再重复。

9.5 心理应激应对模式的指导

9.5.1 心理应激应对模式指导的科学依据

抑郁障碍患者的"认知评价和察觉"的心理中介机制存在问题，由之产生非常态的负性情绪和消极行为应对模式，应对模式对抑郁障碍的发生、延续和复发起着甚为关键的成因作用。因此，如何从心理学上给予矫正、帮助和指导，是抑郁障碍人群防治中一类较高层次的干预手段。实践表明，这类指导对预防抑郁障碍的复发，效果尤为明显。

9.5.2 心理应激应对模式指导的策略和步骤

包括：①指导抑郁障碍患者认识当前存在的主要问题，即那些对正常健康人并不构成问题的"应激原"（如某种追求的受挫或失败），或者，即使算作是应激（如面临某种危机）但本不应该如此消极的"应对方式"（如企图自杀）。②使之认识到其抑郁状态（消极情绪和行为）源于认知上的负性评价（如感到"生不逢时"、"万事不如人"）。③指明这些负性认知评价通过努力是完全可以纠正的。④提供正确的认知和积极的行为应对模式。⑤练习和强化自我解决问题的能力。⑥学习和习惯寻求帮助的途径。⑦建立社会支持系统。⑧对指导策略有效性的评价。

9.6 疾病与危险因素监测

国内外经验表明,开展抑郁障碍的流行病学调查,了解地区人群中抑郁障碍的分布和影响因素,以及患病率、发病率、自杀死亡率等相关特征,是施行"疾病与危险因素监测"的基础性工作。但在我国,该类专病流调仍是较为薄弱的环节。

9.7 人群防治计划的设计与评估

为了达到国家《规划》有关重点疾病和重点人群的防治要求,各地区相关部门应按照本地区的实际,制定抑郁障碍的专项防治计划,建立评估监测系统,并对防治效果进行定期评估。

9.7.1 防治计划的基本设计框架
一项抑郁障碍的人群防治计划,大体上包含了"政策目标"、"人员培训"、"健康教育"、"心理社会干预"及"服务实施和进度"等框架内容。

9.7.2 效果评估
评估可分为"结果评估"、"过程评估"和"效益评估"。

结果评估的记录是在防治计划开始、中期和结束时分别记录相应指标,可选用指标分级和量表评定等。有条件时,可建立统一数据库。结果评估的分析可分为:①定性分析——服务提供者的态度转变,如参与项目的领导、项目管理者、医务人员或社区工作人员对精神卫生服务模式和社区精神卫生服务的态度转变;以及服务使用者的态度转变,即患者、亲属和社区人群对社区精神卫生服务的满意度。②定量分析——包括防治计划实施地区相应指标的自身前后对照;防治计划实施地区与非实施地区相应指标的比较等。

过程评估的要点为：①各地区防治计划产生的背景、当地精神卫生方面的相关政策、医疗机构分布状况、抑郁障碍的流行病学分布、预防干预措施。②防治计划的组织管理：项目组织管理结构、人员培训、各级行政部门参与状况、项目规章制度、信息传递、经费使用。③防治计划的完成状况：项目人员梯队、数据收集情况、相应指标比较的差值、项目质量控制、项目调整情况、项目成功程度及原因、项目督导和监察情况。

效益评估（成本-效益分析）的内容含：①估算出疾病的每次平均费用（可按严重程度分等），分别计算直接损失（伤害赔偿，财产损失，收入丧失等）和间接损失（司法费用，亲属误工，交通费用等）。②估算出防治计划实施地区/非实施地区的人均服务费用，包括：住院费用、门诊费用、社区服务费用。③测算出防治计划实施地区/非实施地区的治疗结果、疗效、医疗可及性、满意度、生活质量。具体计算方法：

社区服务费用（总服务时间）＝服务次数×平均服务时间×单位服务费用。

（其中，单位服务费用＝服务人员的平均工资 ＋交通费＋管理费＋其他费用）

此外，效果评估中的"人员培训"、"健康教育"和"心理社会干预"现分别列举如下：

9.7.2.1　人员培训效果的评估

为了提高培训质量和水平、改进培训方法，有必要对每一期（批）培训对象培训前和培训后作至少两次问卷评估。培训前的基线评估作为一种摸底调查，可发现培训对象在抑郁障碍防治基本知识和概念上的欠缺及误区有哪些？能使教员在培训中有的放矢给予重点讲解。培训后的效果评估可采用两种方式，即：①一俟培训告一段落，用问卷测试对每位学员的知识掌握程度予以考评；②以学员对每位受聘教员在培训内容和方法上的反馈问卷，可在每一课时后予以评估。此外，地区精神卫生服务的技术指导系统应对当地每一时期的该类培训予以不定期的考察，评估培训计划的落实情况，对该专题培训的过程和效果予以质量监控和督导。

9.7.2.2 精神卫生健康教育效果的评估

主要评估指标有：①知晓率；②就诊率；③服药率；④复发率；⑤自杀死亡率等。了解社会人群对抑郁障碍防治知识的知晓程度（知晓率）是宣传效果的宏观评估指标，可通过对该地区人群予随机抽样调查来确定。其次，通过专题宣传，该地区某一时期社区医疗设施中因抑郁障碍而就诊的比例（就诊率）较宣传前是否明显提高，也能较好地反映宣传的实际效果。进而，在已知的抑郁障碍患者中，通过宣传，是否达到正确服药比例提高、该障碍的复发次数降低、劳动生产能力恢复、消极自杀倾向减少，应是从医学专业角度评估宣传的具体效果，还可通过服药率、复发率、治愈率、复工率和自杀死亡率等指标来体现。最后，宣传应落实到实处，在评估宣传计划的落实中，除了要求宣传的规模和覆盖率外，应广泛征求社会反响，必要时可以较有说服力的若干典型个案的介绍，以扩大宣传的生动性效应，此即定量评估与定性评估相结合，似能更全面地体现宣传的客观效果。

9.7.2.3 心理社会干预效果的评估

该类评估工作正面临着挑战，应该说对全世界都是一个有待开拓的领域。推荐从下述思路发展对抑郁障碍开展心理社会干预的效果评估。

心理社会干预总体效果的评估，可以根据不同的目的要求，采用不同的方法。从宏观角度观察，有覆盖面的评估，即衡量某一地区整体抑郁障碍人群接受各种康复干预措施的广度及深度如何；有社会效应的评估，某一干预措施为社会带来的积极影响及效果如何；还有社会经济学上的评估，如某一心理社会干预服务的实用性、可行性及成本/效益比值，这些都属于宏观的评估。从精神卫生专业及疾病控制的角度，有些传统的或常用的指标，诸如症状好转/恶化率、病情稳定/缓解率、自杀死亡率、复发率、住院率、再入院率、残疾率、就业率、社会参与率等，可用来评估干预前后的变化效果。从干预对象——抑郁障碍患者个体和组群的观察，来评估防治康复效果，可采用目前最为常用的评估工具——量表，来进行"精神症状"和"社会功能"的评估。抑郁障碍有关的症状量表，可参见 4.3。

对各项心理社会干预效果的评估，即：①家庭干预和家庭教育的效果评估，相对比较成熟。首先强调干预要经过系统化操作，教育的程序必须规范；为了使效果具有可比性，应设立人口学资料及抑郁障碍临床资料基本匹配的、仅接受常规社区服务的对照组。效果主要体现在患者及亲属两个方面。一是对抑郁障碍患者的作用，二是对患者家庭的作用，分别都有一套含量化工具的评估指标。②危机干预（心理热线）的效果评估，具有一定难度，主要采用信件随访的反馈指标结合个案的定性评估。③社会技能训练的效果评估，主要针对工具性技能及交往性技能，后者如观察干预前后人际交往的频度和技巧有否改变，结合前述的共性评估。④职业康复的效果评估，指标和内容有就业成功率、职业满意度及职业场合人员间的相容性和协调性等。⑤心理治疗的效果评估，可参见 5.3。

抑郁障碍防治指南的实施

《中国精神卫生工作规划（2002～2010年）》将精神分裂症、抑郁症、老年期痴呆确定为今后10年我国精神卫生工作的重点精神疾病。因此，实施《中国抑郁障碍防治指南》是贯彻落实《规划》的重要内容之一。力争通过大家的共同努力，解决存在的公众对抑郁障碍认识知晓率低，抑郁障碍病人识别率、未治率和复发率高，以及病人受歧视，回归社会困难等问题，提高精神疾病防治知识的知晓率和病人识别率、治疗率，降低复发率，促进病人回归社会。各级各类精神病专业机构和广大精神卫生专业人员作为我国精神卫生工作的主要力量，对实现《规划》目标起到关键的作用。

10.1 《中国精神卫生工作规划（2002～2010年）》中与抑郁障碍防治有关的指标

目标一：加强宣传和健康教育，提高群众精神卫生知识水平。

指标1：广泛宣传，普及大众精神卫生知识。到2005年，普通人群心理健康知识和精神疾病预防知识知晓率达到30%；到2010年，达到50%。

目标二：开展重点人群心理行为问题干预，遏止精神疾病患病率上升趋势。

指标2：加强儿童、青少年学生心理健康教育和干预，减缓心理行为问题和精神疾病上升趋势。

到2005年，遏止儿童、青少年心理行为问题和精神疾病总患病率上升趋势；到2010年，儿童、青少年心理行为问题和精神疾病总患病率降低到12%。

指标3：开展孕产期妇女心理保健，提高孕产期妇女心理健康水平。到2005年，妇幼保健机构医护人员的孕产妇常见心理行为问题识别率达到30%；到2010年，达到50%。

指标4：普及老年期痴呆、抑郁等老年期精神疾病知识，降低老年期精神疾病危害。到2005年，老年人及其家庭成员和照料者对于老年期痴呆、抑郁等精神疾病的常见症状和预防知识知晓率达到30%；到2010年，达到50%。

目标三：完善精神卫生服务和保障措施，做好重点精神疾病的医疗和康复。

指标5：提高综合性医院、基层医疗卫生机构的抑郁症识别率，提高抑郁症患者接受治疗的比例。

到2005年，地市级及以上综合性医院的抑郁症识别率达到40%，县级综合性医院达到30%；到2010年，分别达到60%、50%。

到2005年，抑郁症患者接受治疗的比例在现有基础上提高60%；到2010年，提高120%。

目标四：建立、完善各级精神卫生工作体制和组织管理、协调机制，初步形成功能完善的全国精神卫生服务体系和网络。

目标五：加强精神卫生工作队伍建设，提高人员素质和服务能力。

指标6：开展多层次、多方面精神卫生专业人员培训。到2005年，完成50%精神卫生专业人员的培训；到2010年，完成80%。

开展综合性医院和基层医疗卫生机构从事精神卫生工作的专业人员知识、技能培训，提高其服务能力。到2005年，完成50%相关人员的培训；到2010年，完成80%。

指标7：拓展提供精神卫生服务渠道。到2005年，70%的直辖市和地级市至少有1所综合性医院能提供精神卫生服务；到2010年，50％的县级及以上地区至少有1所综合性医院能提供精神卫生服务。

目标六：掌握精神疾病基本信息。

10.2 加强卫生部门的主导作用，协调多部门参与精神疾病防治工作

1. 根据国家《十一五规划纲要》、《社区卫生服务工作》和《农村卫生工作》指导意见，把精神卫生工作纳入公共卫生范围，从疾病控制、基本医疗和健康促进方面着手，对抑郁障碍这一疾病进行防治。各地应改善精神卫生医疗机构条件，加强专业队伍建设。大力发展社区精神卫生，加快构建以社区卫生服务为基础，社区精神卫生服务机构与专科医院分工协作、双向转诊的城市医疗服务体系。

2. 遵照"预防为主，防治结合，重点干预，广泛覆盖，依法管理"的精神卫生工作原则，依托以精神卫生专业机构为主体，综合性医院为辅助，基层医疗卫生机构和精神疾病社区康复机构为依托的精神卫生服务体系和服务网络开展精神疾病防治工作。

地方政府要按照购买服务的方式，根据人口、提供的公共卫生服务项目数量、质量和相关成本核定财政补助。将符合规定的精神卫生医疗服务项目纳入基本医疗保险支付范围。积极探索建立以社区精神卫生服务为基础的城市医疗救助制度。

3. 按属地化和全行业管理的原则完善分类管理。强化政府在提供公共卫生和社区精神卫生医疗服务中的责任，建立各级政府间规范的责任分担与资金投入机制，逐步建立投资主体多元化、投资方式多样化的办医体制。完善公立医疗机构运行机制、激励机制和补偿政策。

4. 培训综合医院、儿童医院、妇幼保健院、社区卫生服务

机构、乡镇卫生院等医疗机构人员，使其具备早期发现和治疗情感性精神障碍等疾病的能力。为社区卫生服务机构和乡镇卫生院开展精神疾病患者个案管理提供技术支持，为病人家属提供监管指导，指导县（区）政府设立的精神残疾患者康复机构工作与公安部门配合提供肇事肇祸病人紧急入院治疗。

5. 在精神卫生机构内（以省市级为主）成立公共卫生科，政府提供相应的精神疾病防治专项工作经费。确保精神疾病社区防治工作开展。各级政府提供精神疾病社区防治经费，支持在基层建设社区精神疾病患者监控网络、患者个案管理、指导乡村医生、病人家属监管、肇事肇祸病人紧急入院治疗等工作。

10.3 广泛开展《指南》宣传和培训，提高专业人员防治重点精神疾病的业务水平和工作能力

1. 利用建立在中央、省、地（市）、县（区）的国家精神卫生工作网络，开展《指南》逐级培训和推广。

2. 发挥相关的精神卫生学术团体和组织的优势，利用学术会议、学术活动、学术期刊等多种形式开展培训和宣传。

3. 强化各级各类精神专科医院之间的业务联系，健全业务技术指导系统及病人转诊治疗系统。通过对指南的推广让患者了解更多有关精神障碍的基本知识，包括症状表现、治疗手段、预后及康复。尽量让患者心中有数，提高对治疗的依从性，鼓励面对现实积极生活的态度和主动求医的行为。

10.4 开展健康教育，提高重点精神疾病防治知识知晓率

1. 各级精神卫生专业机构、综合性医院、基层医疗卫生机

构、精神卫生相关学会和协会要主动开展精神卫生宣传和咨询服务，为其他部门和单位开展宣传教育活动提供教材、资料和技术帮助，形成宣传教育的服务网络。

2. 开展抑郁障碍的公众教育（特别是儿童、青少年、老年、妇女、灾后人群）、患者教育和家属教育。具体内容见 9.3。

10.5 多渠道筹集资金，共同促进《指南》推广

按照多渠道筹措资金，共同促进中国精神卫生事业发展的原则，积极争取政府在重点精神疾病的健康教育、专业人员培训、病人治疗和社区康复等方面的投入。同时，大力提倡社会福利组织和团体、学术团体、企业等，以《指南》为指导，在提高抑郁障碍防治水平的各个方面提供多种形式的投入。

10.6 加强《指南》实施信息收集与评估，增强《指南》的指导性

1. 定期收集使用单位和使用人员的意见和建议。
2. 组织开展实施督导和培训督导，指导基层提高防治技术水平。
3. 针对具体问题开展专题调查。
4. 组织实施效果评估。

附录

汉密顿抑郁量表（HAMD）

汉密顿抑郁量表（Hamilton Depression Scale，HAMD）由 Hamilton 于 1960 年编制，40 多年来一直是临床上评定抑郁严重程度的最常用的、最为广泛的他评抑郁量表，适合多数分类系统，但内容较长。根据面谈和其他途径所得到的信息来完成评分。评价患者最近两周的情况，因此不能反应病情的进展。像 HAMD 这样的观察量表较自评量表有某些优点，最突出的是能够测量像迟滞这样的症状。另一个明显的优点是对文盲和症状严重的患者也可以用此量表评定。

本量表有 17 项，21 项和 24 项等 3 种版本，现介绍的是 24 项版本。

【项目和评分标准】 HAMD 大部分项目采用 0~4 分的 5 级评分法。各级的标准为：（0）无；（1）轻度；（2）中度；（3）重度；（4）极重度。少数项目采用 0~2 分的 3 级评分法，其分级的标准为：（0）无；（1）轻~中度；（2）重度。

1. 抑郁情绪：（1）只在问到时才诉述；（2）在访谈中自发地表达；（3）不用言语也可以从表情，姿势，声音或欲哭中流露出这种情绪；（4）病人的自发言语和非语言表达（表情，动作）几乎完全表现为这种情绪。

2. 有罪感：（1）责备自己，感到自己已连累他人；（2）认为自己犯了罪，或反复思考以往的过失和错误；（3）认为目前的疾病，是对自己错误的惩罚，或有罪恶妄想；（4）罪恶妄想伴有指责或威胁性幻觉。

3. 自杀：(1) 觉得活着没有意义；(2) 希望自己已经死去，或常想到与死亡有关的事；(3) 消极观念（自杀念头）。

4. 入睡困难（初段失眠）：(1) 主诉有入睡困难，上床半小时后仍不能入睡。（要注意平时病人入睡的时间）；(2) 主诉每晚均有入睡困难。

5. 睡眠不深（中段失眠）：(1) 睡眠浅，多噩梦；(2) 半夜（晚12点钟以前）曾醒来（不包括上厕所）。

6. 早醒（末段失眠）：(1) 有早醒，比平时早醒1小时，但能重新入睡（应排除平时的习惯）；(2) 早醒后无法重新入睡。

7. 工作和兴趣：(1) 提问时才诉述；(2) 自发地直接或间接表达对活动、工作或学习失去兴趣，如感到没精打采，犹豫不决，不能坚持或需强迫自己去工作或活动；(3) 活动时间减少或成效下降，住院病人每天参加病房劳动或娱乐不满3小时；(4) 因目前的疾病而停止工作，住院者不参加任何活动或者没有他人帮助便不能完成病室日常事务（注意不能凡住院就打4分）。

8. 阻滞（指思维和言语缓慢，注意力难以集中，主动性减退）：(1) 精神检查中发现轻度阻滞；(2) 精神检查中发现明显阻滞；(3) 精神检查进行困难；(4) 完全不能回答问题（木僵）。

9. 激越：(1) 检查时有些心神不定；(2) 明显心神不定或小动作多；(3) 不能静坐，检查中曾起立；(4) 搓手、咬手指、扯头发、咬嘴唇。

10. 精神性焦虑：(1) 问及时诉述；(2) 自发地表达；(3) 表情和言谈流露出明显忧虑；(4) 明显惊恐。

11. 躯体性焦虑（指焦虑的生理症状，包括：口干、腹胀、腹泻、打呃、腹绞痛、心悸、头痛、过度换气和叹气，以及尿频和出汗）：(1) 轻度；(2) 中度，有肯定的上述症状；(3) 重度，上述症状严重，影响生活或需要处理；(4) 严重影响生活和活动。

12. 胃肠道症状：(1) 食欲减退，但不需他人鼓励便自行进食；(2) 进食需他人催促或请求和需要应用泻药或助消化药。

13. 全身症状：（1）四肢、背部或颈部沉重感，背痛、头痛、肌肉疼痛，全身乏力或疲倦；（2）症状明显。

14. 性症状（指性欲减退，月经紊乱等）：（1）轻度；（2）重度；（3）不能肯定，或该项对被评者不适合。（不计入总分）

15. 疑病：（1）对身体过分关注；（2）反复考虑健康问题；（3）有疑病妄想；（4）伴幻觉的疑病妄想。

16. 体重减轻：A）按病史评定：（1）患者诉述可能有体重减轻；（2）肯定体重减轻。B）按体重记录评定：（1）一周内体重减轻超过0.5公斤；（2）一周内体重减轻超过1公斤。

17. 自知力：（0）知道自己有病，表现为忧郁；（1）知道自己有病，但归咎伙食太差，环境问题，工作过忙，病毒感染或需要休息；（2）完全否认有病。

18. 日夜变化（如果症状在早晨或傍晚加重，先指出是哪一种，然后按其变化程度评分）：

    晨　　晚　　（早上变化评早土，晚上变化评晚上）
    1　　1　　轻度变化
    2　　2　　重度变化

19. 人格解体或现实解体（指非真实感或虚无妄想）：（1）问及时才诉述；（2）自然诉述；（3）有虚无妄想；（4）伴幻觉的虚无妄想。

20. 偏执症状：（1）有猜疑；（2）有牵连观念；（3）有关系妄想或被害妄想；（4）伴有幻觉的关系妄想或被害妄想。

21. 强迫症状（指强迫思维和强迫行为）：（1）问及时才诉述；（2）自发诉述。

22. 能力减退感：（1）仅于提问时方引出主观体验；（2）病人主动表示有能力减退感；（3）需鼓励，指导和安慰才能完成病室日常事务或个人卫生；（4）穿衣、梳洗、进食、铺床或个人卫生均需他人协助。

23. 绝望感：（1）有时怀疑"情况是否会好转"，但解释后能接受;(2)持续感到"没有希望",但解释后能接受;(3)对未来感到灰心,悲观和失望,解释后不能解除;(4)自动地反复诉述"我的病好不了啦"诸如此类的情况。

24.自卑感:(1)仅在询问时,诉述有自卑感(我不如他人);(2)自动地诉述有自卑感;(3)病人主动诉述:"我一无是处"或"低人一等";与评2分者,只是程度上的差别;(4)自卑感达妄想的程度,例如,"我是废物"或类似情况。

【评定注意事项】

1. 适用于具有抑郁症状的成年病人。

2. 应由经过培训的两名评定者对患者进行 HAMD 联合检查。

3. 一般采用交谈与观察的方式,检查结束后,两名评定者分别独立评分。

4. 评定的时间范围:入组时,评定当时或入组前一周的情况,治疗后 2~6 周,以同样方式,对入组患者再次评定,比较治疗前后症状和病情的变化。

5. HAMD 中,第 8、9 及 11 项,依据对患者的观察进行评定;其余各项则根据患者自己的口头叙述评分;其中第 1 项需两者兼顾。另外,第 7 和 22 项,尚需向患者家属或病房工作人员收集资料;而第 16 项最好是根据体重记录,也可依据病人主诉及其家属或病房工作人员所提供的资料评定。

6. 有的版本仅 21 项,即比 24 项量表少第 22~24 项,其中第 7 项有的按 0~2 分 3 级记分法,现采用 0~4 分 5 级记分法。还有的版本仅 17 项,即无第 18~24 项。

作一次评定大约需 15~20 分钟。这主要取决于患者的病情严重程度及其合作情况,如患者严重阻滞时,则所需时间将更长。

【结果分析】

1. 总分:能较好地反映病情严重程度的指标,即病情越轻,总分越低;病情愈重,总分愈高。在具体研究中,总分可作为一项入组标准,可评估病情的演变,也可用于研究结果的类比和重复。

2. 因子分：HAMD可归纳为7类因子结构：(1) 焦虑/躯体化：由精神性焦虑，躯体性焦虑，胃肠道症状，疑病和自知力等5项组成。(2) 体重即体重减轻一项。(3) 认识障碍：由自罪感，自杀，激越，人格解体和现实解体，偏执症状和强迫症状等6项组成。(4) 日夜变化：仅日夜变化一项。(5) 阻滞：由忧郁情绪，工作和兴趣，阻滞和性症状等4项组成。(6) 睡眠障碍：由入睡困难，睡眠不深和早醒等3项组成。(7) 绝望感：由能力减退感，绝望感和自卑感等3项组成。这样更为简捷清晰地反映病人的实际特点。

通过因子分析，不仅可以具体反映病人的精神病理学特点，也可反映靶症状群的临床结果。

【评价】

1. 应用信度：评定者经严格训练后，可取得相当高的一致性。Hamilton本人报告，对70例抑郁病人的评定结果，评定员间的信度为0.90。全国14个协作单位，各协作组联合检查，两评定员间的一致性相当好，其总分评定的信度系数r为0.88～0.99，P值均小于0.01。

2. 效度：HAMD总分能较好地反映疾病严重程度。国外报告，与GAS的相关，r为0.84以上。国内资料报导，对抑郁症的评定，在反映临床症状严重程度的经验真实性系数为0.92。

3. 实用性：HAMD评定方法简便，标准明确，便于掌握。可用于抑郁症、躁郁症，神经症等多种疾病的抑郁症状之评定，尤其适用于抑郁症。然而，本量表对于抑郁症与焦虑症，却不能较好地进行鉴别，因为两者的总分都有类似的增高。

HAMD具有很好的信度和效度，它能较敏感地反映抑郁症状的变化，并被认为是治疗学研究的最佳评定工具之一，其总分能较好地反映抑郁的严重程度，病情越轻总分越低。使用不同项目量表的严重程度标准不同。如针对17项HAMD而言，其严重程度的划界是：24分以上为严重抑郁，17分为中度抑郁，7分以下为无抑郁症状。此量表可用于抑郁症、恶劣心境、抑郁障碍等疾病的抑郁症状测量。有的学者认为此量表偏重于生物学症状，因为其中一半以上的条目都与焦虑、失眠和其他躯体症状有关。尽管如此，此量表仍是最常用的工具，也常用这一量表与其他量表的相关系数来评价其他量表的效度。

汉密顿抑郁量表（HAMD）评分单

圈出最适合病人情况的分数

1. 忧郁情绪	01234	2. 有罪感		0123	
3. 自杀	01234	4. 入睡困难		012	
5. 睡眠不深	012	6. 早醒		012	
7. 工作和兴趣	01234	8. 阻滞		01234	
9. 激越	01234	10. 精神性焦虑		01234	
11. 躯体性焦虑	01234	12. 胃肠道症状		012	
13. 全身症状	012	14. 性症状		012	
15. 疑病	01234	16. 体重减轻		012	
17. 自知力	012	18. 日夜变化	A. 早	012	
			B. 晚	012	
19. 人格或现实解体	01234	20. 偏执症状		01234	
21. 强迫症状	012	22. 能力减退感		01234	
23. 绝望感	01234	24. 自卑感		01234	

总分：

Montgomery-Åsberg 抑郁量表（MADS）

Montgomery SA 和 Åsberg M，于 1979 年，从斯堪地那维亚普通精神病量表（CPRS）中发展出一抑郁分量表 MADS（Montgomery and Åsberg Depression Scale），目的是重组一个

能敏感地反映抑郁症状变化,特别是反映抗抑郁效果的量表。他们从当时的CPRS版本的65项症状中,筛出17项在抑郁症中实际上最常见的症状项目,然后在一组治疗试验中选出10项最敏感的症状组成MADS。以后,许多精神药理学研究均接受了这一量表。应用者日益增多。并已译成法、德等版本。

【项目定义和评定标准】 MADS共10项,评分与CPRS略有变动,取0～6的7级记分法。实际上它只是从CPRS的0～3,加上居间的"半级"记分。其工作用评分标准,也只有(0)(2)(4)(6)4种。即介于(0)与(2)间的记(1),介于(2)与(4)间的评(3),而(4)与(6)间记(5)。

1. 观察到的抑郁:指反映在言语,表情和姿势方面的悲伤忧郁和沮丧失望。按观察到的抑郁程度和"高兴不起来"的程度评分。(0)无;(2)看起来是悲伤的,但能使之高兴一些;(4)突出的悲伤忧郁,但其情绪仍可受外界环境影响;(6)整天忧郁,极度严重。

2. 抑郁诉述:指主观体验到的心境,包括心境抑郁、情绪低落、沮丧失望、感到无助、或其他类似诉述,按其强度、时间及受环境经历影响的程度评定。(0)在日常情境中偶有抑郁;(2)有抑郁或情绪低沉,但可使之愉快些;(4)沉湎于抑郁沮丧心境中,但环境仍可对心境有些影响;(6)持久不断的深度抑郁沮丧。

3. 内心紧张:指讲不清楚的不舒服,紧张不安、内心混乱、精神紧张、直至苦恼和恐怖。按照对被试需要的安慰保证的程度、频度、时间及范围评定。(0)平静,偶有瞬间的紧张;(2)偶有紧张不安及难以言明的不舒服感;(4)持久的内心紧张,或间歇呈现的恐惧状态,要花费相当努力方能克制;(6)持续的恐惧和苦恼,极度惊恐。

4. 睡眠减少:指与往常相比,主观体验的睡眠深度或持续时间减少;(0)睡眠如常;(2)轻度入睡困难,或睡眠较浅,或时睡时醒;(4)睡眠减少或睡眠中断2小时以上;(6)每天睡眠总时间不超过2～3小时。

5. 食欲减退:指与以往健康时相比,食欲有所减退或丧失。(0)食欲正常或增进;(2)轻度食欲减退;(4)没有食欲,食而无味;(6)不愿进食,需他人帮助。

6. 注意集中困难:指难以集中思想,直至完全不能集中思想。(0)无;(2)偶有思想集中困难;(4)思想难以集中,以致干扰阅读或交谈;(6)完全不能集中思想,无法阅读。

7. 懒散:指日常活动的发动困难或缓慢,或可意译为始动困难。(0)活动发动并无困难,动作不慢;(2)有始动困难;(4)即使简单的日常活动也难以发动,需花很大努力;(6)完全呈懒散状态,无人帮助什么也干不了。

8. 感受不能:指主观上对周围环境或原先感兴趣的活动缺乏兴趣,对周围事物或人们情感反应的能力减退。(0)对周围的人和物的兴趣正常;(2)对日常趣事的享受的减退;(4)对周围不感兴趣,对朋友和熟人缺乏感情;(6)呈情感麻木状态,不能体验愤怒、悲痛和愉快,对亲友全无感情。

9. 悲观思想:指自责、自罪、自卑、悔恨和自我毁灭等想法。(0)无;(2)时有时无的失败,自责和自卑感;(4)持久的自责,或肯定的但尚近情理的自罪,对前途悲观;(6)自我毁灭、自我悔恨或感罪恶深重的妄想、荒谬绝伦、难以动摇的自我谴责。

10. 自杀观念:指感到生命无价值,宁可死去,具自杀的意念或准备。(0)无;(1)对生活厌倦,偶有瞬间即逝的自杀念头;(2)感到不如死了的好,常有自杀念头,认为自杀是一种可能的自我解决的方法,但尚无切实的自杀计划;(6)已拟适合时机的自杀计划,并积极准备。

【评定注意事项】 应由有经验的专科工作者任评定员。除第1项为观察项外,其余均根据被试的自我报告评定。检查方法为开放式,与一般临床会谈相似,一次评定约需15分钟。

【统计指标及结果分析】

MADS 仅 2 项统计指标。总分和单项分。分别代表抑郁情况和具体症状的严重程度。

作者未提供总分的分界值或不同严重程度的划分方法。

Montgomery-Åsberg 抑郁量表（MADS）

圈出最适合病人情况的分数							
观察到的抑郁	0	1	2	3	4	5	6
抑郁诉述	0	1	2	3	4	5	6
内心紧张	0	1	2	3	4	5	6
睡眠减少	0	1	2	3	4	5	6
食欲减退	0	1	2	3	4	5	6
注意集中困难	0	1	2	3	4	5	6
懒散	0	1	2	3	4	5	6
感受不能	0	1	2	3	4	5	6
悲观思想	0	1	2	3	4	5	6
自杀观念	0	1	2	3	4	5	6

总分：

Beck 抑郁自评问卷（BDI）

Beck 抑郁自评问卷（Beck Depression Inventory, BDI），又名 Beck 抑郁自评量表（Beck Depression-Rating Scale），由美国著名心理学家 A. T. Beck 编制于 20 世纪 60 年代，系美国最早的抑郁自评量表之一，早年应用本量表者甚众，至今仍有一定影响。

BDI 有好几种版本，早年的版本为 21 项。其项目内容源自临床。以后发现，有些抑郁症患者，特别是严重抑郁者，不能很好完成 21 项评定，常常是前半部分完成得还可以，后半部分却草草了事或干脆放弃。因此，Beck 于 1974 年推出了仅 13 项的新版本，经实践认为新版本品质良好，以下介绍 BDI 的 13 项版本。

【项目和评定标准】 共 13 项，各项症状分别为：（1）抑郁，（2）悲观，（3）失败感，（4）满意感缺如，（5）自罪感，（6）自我失望感，（7）消极倾向，（8）社交退缩，（9）犹豫不决，（10）自我形象改变，（11）工作困难，（12）疲乏感，（13）食欲丧失。

各项均为 0～3 分四级评分。（0）无该项症状，（1）轻度，（2）中度，（3）严重。具体为每一项（问题）均有 4 个短句，让被试选择最符合他当时心情/情况者。例如，项目 1 抑郁的描述性短句分别为：（0）我不感到忧郁，（1）我感忧郁或沮丧，（2）我整天感到忧郁，且无法摆脱，（3）我感到十分忧郁，已经忍受不住。请被试从 0～3 中选择一项。

【评定注意事项】

1. 同其他自评量表一样，一定要让被试对评定方法了解清楚后，方可开始评定。

2. 一定要强调评定的时间范围。本量表评定此时此刻——今天和现在的情况/心情。

3. 一般而言，本量表不适合于文盲和低教育人群。

4. 原先的 21 项版本，还包括受惩罚感、自责、哭泣、易激惹、睡眠障碍、体重减轻、疑病和性欲减退等 8 项。

【统计指标和结果分析】 BDI 只有单项分和总分两项统计指标。

Beck 提出，可以用总分来区分抑郁症状的有无及其严重程度：0～4（基本上）无抑郁症状，5～7 轻度，8～15 中度，16 及以上为严重。

【应用评价】

1. Beck 本人报告，本量表具较好的信度和效度。有人比较包括 Hamilton 抑郁量表和 SCL-90 在内的 6 种评定抑郁的工具，认为在药瘾患者中检出抑郁症状，以 BDI-13 最为敏感。

2. 国内郑洪波等报道，BDI-21 具良好的结构效度，与 HAMD 的总分及相应单项分显著相关。328 例现症抑郁性疾患患者，BDI-21 的总分为 29.7 ± 10.9，BDI-13 的总分为 17.1 ± 4.9。

3. BDI-13 和 BDI-21 的相关系数高达 0.96，和临床医师评定结果相关系数为 0.61。

Beck 抑郁自评问卷（BDI）

注意：下面是一个问卷，由 13 道题组成，每一道题均有 4 句短句，代表 4 个可能的答案。请您仔细阅读每一道题的所有的回答（0～3）。读完后，从中选出一个最能反映你今天即此刻情况的句子，在它前面的数字（0～3）上画个圈。然后，再接着做下一题。

一、0. 我不感到忧郁
　　1. 我感到忧郁或沮丧
　　2. 我整天忧郁，无法摆脱
　　3. 我十分忧郁，已经忍受不住
二、0. 我对未来并不悲观失望
　　1. 我感到前途不太乐观
　　2. 我感到我对前途不抱希望
　　3. 我感到今后毫无希望，不可能有所好转
三、0. 我并无失败的感觉
　　1. 我觉得和大多数人相比我是失败的
　　2. 回顾我的一生，我觉得那是一连串的失败
　　3. 我觉得我是个彻底失败的人
四、0. 我并不觉得有什么不满意
　　1. 我觉得我不能像平时那样享受生活

  2. 任何事情都不能使我感到满意一些

  3. 我对所有的事情都不满意

五、0. 我没有特殊的内疚感

  1. 我有时感到内疚或觉得自己没价值

  2. 我感到非常内疚

  3. 我觉得自己非常坏，一钱不值

六、0. 我没有对自己感到失望

  1. 我对自己感到失望

  2. 我讨厌自己

  3. 我憎恨自己

七、0. 我没有要伤害自己的想法

  1. 我感到还是死掉的好

  2. 我考虑过自杀

  3. 如果有机会，我还会杀了自己

八、0. 我没失去和他人交往的兴趣

  1. 和平时相比，我和他人交往的兴趣有所减退

  2. 我已失去大部分和人交往的兴趣，我对他们没有感情

  3. 我对他人全无兴趣，也完全不理睬别人

九、0. 我能像平时一样作出决断

  1. 我尝试避免做决定

  2. 对我而言，作出决断十分困难

  3. 我无法作出任何决断

十、0. 我觉得我的形象一点也不比过去糟

  1. 我担心我看起来老了，不吸引人了

  2. 我觉得我的外表肯定变了，变得不具吸引力

  3. 我感到我的形象丑陋且讨人厌

十一、0. 我能像平时那样工作

  1. 我做事时，要花额外的努力才能开始

  2. 我必须努力强迫自己，我方能干事

3. 我完全不能做事情
十二、0. 和以往相比,我并不容易疲倦
1. 我比过去容易觉得疲乏
2. 我做任何事都感到疲乏
3. 我太易疲乏了,不能干任何事
十三、0. 我的胃口不比过去差
1. 我的胃口没有过去那样好
2. 现在我的胃口比过去差多了
3. 我一点食欲都没有

总分:

Zung 抑郁自评量表(SDS)

抑郁自评量表(Self-Rating Depression Scale, SDS),是 Zung 编制于 1965 年,它为美国教育卫生福利部推荐的用于精神药理学研究的量表之一,因使用简便,应用颇广。20 项条目都按症状本身出现的程度分为 4 级。这个量表条目比较平衡,有半数条目表现消极症状,另一半条目反映积极症状,很容易评分。也可作为临床检查目录使用。有人认为,SDS 既避免了 Beck 抑郁问卷过于偏向精神症状的倾向,也注意避免来自评定者的偏倚。SDS 使用简便,对住院患者测评的效度比较肯定,但用于非住院患者或非精神科领域要十分慎重。且推荐的计分标准不能代替精神科诊断。

【项目和评定标准】 SDS 含有 20 个项目,每条文字及其所希望引出的症状如下(括号中为症状名称):
1. 我觉得闷闷不乐,情绪低沉(抑郁)。
*2. 我觉得一天中早晨最好(晨重晚轻)。
3. 我一阵阵哭出来或觉得想哭(易哭)。
4. 我晚上睡眠不好(睡眠障碍)。

*5. 我吃得跟平常一样多（食欲减退）。

*6. 我与异性密切接触时和以往一样感到愉快（性兴趣减退）。

7. 我发觉我的体重在下降（体重减轻）。

8. 我有便秘的苦恼（便秘）。

9. 我心跳比平常快（心悸）。

10. 我无缘无故地感到疲乏（易倦）。

*11. 我的头脑跟平常一样清楚（思考困难）。

*12. 我觉得经常做的事情并没有困难（能力减退）。

13. 我觉得不安而平静不下来（不安）。

*14. 我对将来抱有希望（绝望）。

15. 我比平常容易生气激动（易激惹）。

*16. 我觉得作出决定是容易的（决断困难）。

*17. 我觉得自己是个有用的人，有人需要我（无用感）。

*18. 我的生活过得很有意思（生活空虚感）。

19. 我认为如果我死了，别人会生活得好些（无价值感）。

*20. 平常感兴趣的事我仍然照样感兴趣（兴趣丧失）。

SDS按症状频度评定，分4个等级：没有或很少时间，少部分时间，相当多时间，绝大部分或全部时间。若为正向评分题，依次评分为粗分1、2、3、4。反向评分题（前文中有 * 号者），则评为4、3、2、1。

【注意事项】

评定时间范围，强调评定的时间范围为过去一周。

评定结束时，应仔细检查一下自评结果，应提醒自评者不要漏评某一项目，也不要在相同一个项目里打两个钩（重复评定）。

若用以评估疗效，应在开始治疗或研究前让自评者评定一次，然后至少应在治疗后或研究结束时再让他自评一次，以便通过SDS总分变化来分析该自评者的症状变化情况。在治疗或研究期间评定，其时间间隔可由研究者自行安排。

【统计指标和结果分析】

SDS 的主要统计指标是总分,但要经过一次转换。待自评结束后,把 20 个项目中的各项分数相加,即得到总粗分(X),然后通过公式转换:Y=int(1.25×X)。即用粗分乘以 1.25 后,取其整数部分,就得到标准总分(Y)。式中 int——不大于所计算的值的整数。按中国常模结果,SDS 总粗分的分界值为 40 分,标准分为 50 分,即标准分大于 50 者提示有抑郁。

汉密顿焦虑量表(HAMA)

汉密顿焦虑量表(Hamilton Anxiety Scale,HAMA)包括 14 个项目,按 0~4 分 5 级评分:(0)无症状,(1)轻,(2)中等,(3)重,(4)极重。各项症状的评定标准如下:

1. 焦虑心境(anxious mood):担心、担忧,感到有最坏的事将要发生,容易激惹。

2. 紧张(tension):紧张感、易疲劳、不能放松,情绪反应,易哭、颤抖、感到不安。

3. 害怕(fears):害怕黑暗、陌生人、一人独处、动物、乘车或旅行及人多的场合。

4. 失眠(insomnia):难以入睡、易醒、睡得不深、多梦、夜惊、醒后感疲倦。

5. 认知功能(cognitive):或称记忆、注意障碍,注意力不能集中,记忆力差。

6. 抑郁心境(depressed mood):丧失兴趣、对以往爱好缺乏快感、抑郁、早醒、昼重夜轻。

7. 躯体性焦虑/肌肉系统(somatic anxiety/muscular):肌肉酸痛、活动不灵活、肌肉抽动、肢体抽动、牙齿打颤、声音发抖。

8. 躯体性焦虑/感觉系统(somatic anxiety/sensory):视

物模糊、发冷发热、软弱无力感、浑身刺痛。

9. 心血管系统症状（cardiovascular symptoms）：心动过速、心悸、胸痛、血管跳动感、昏倒感、心搏脱漏。

10. 呼吸系统症状（respiratory symptoms）：胸闷、窒息感、叹息、呼吸困难。

11. 胃肠道症状（gastro-intestinal symptoms）：吞咽困难、嗳气、消化不良（进食后腹痛、腹胀、恶心、胃部饱感）、肠动感、肠鸣、腹泻、体重减轻、便秘。

12. 生殖泌尿系统症状（genito-urinary symptoms）：尿意频数、尿急、停经、性冷淡、早泄、阳痿。

13. 植物神经系统症状（autonomic symptoms）：口干、潮红、苍白、易出汗、起鸡皮疙瘩、紧张性头痛、毛发竖起。

14. 会谈时行为表现（behavior at interview）：

（1）一般表现，如紧张、不能松弛、忐忑不安、咬手指、紧紧握拳、摸弄手帕、面肌抽动、不宁顿足、手发抖、皱眉、表情僵硬、肌张力高、叹气样呼吸、面色苍白。

（2）生理表现，如吞咽、打嗝，安静时心率快，呼吸快（20次/分以上）、腱反射亢进、震颤、瞳孔放大、眼睑跳动、易出汗、眼球突出。

除第14项需结合观察外，所有项目都根据病人的口头叙述进行评分；同时特别强调受检者的主观体验，因为病人仅仅在有病的主观感觉时，方来就诊，并接受治疗；故以此可作为病情进步与否的标准。这也是HAMA编制者的医疗观点。

Zung焦虑自评量表（SAS）

Zung焦虑自评量表（Self-Rating Anxiety Scale，SAS），由Zung于1971年编制，共20个项目，可用于评定抑郁合并焦虑患者的主观感受。【项目评定标准】、【注意事项】和【统计指标和结果分析】基本与 Zung 抑郁自评量表（SDS）类似。评分表如下：

——圈出最适合自己情况的分数

	偶或无	有时	经常	持续
1. 我觉得比平时容易紧张和着急	1	2	3	4
2. 我无缘无故地感到害怕	1	2	3	4
3. 我容易心里烦乱或觉得惊恐	1	2	3	4
4. 我觉得我可能将要发疯	1	2	3	4
5. 我觉得一切都很好，也不会发生什么不幸	1	2	3	4
6. 我手脚发抖打颤	1	2	3	4
7. 我因为头痛、头颈痛和背痛而苦恼	1	2	3	4
8. 我感觉容易衰弱和疲乏	1	2	3	4
9. 我觉得心烦意乱，不容易静坐	4	3	2	1
10. 我觉得心跳得很快	1	2	3	4
11. 我因为一阵阵头晕而苦恼	1	2	3	4
12. 我有晕倒发作或觉得要晕倒似的	1	2	3	4
13. 我呼气、吸气都感到很困难	1	2	3	4
14. 我手脚麻木和刺痛	1	2	3	4
15. 我因为胃痛和消化不良而苦恼	1	2	3	4
16. 我常常有小便感觉	1	2	3	4
17. 我的手常常是潮湿寒冷的	1	2	3	4
18. 我脸红发热	1	2	3	4
19. 我不容易入睡并且一夜睡得很差	1	2	3	4
20. 我做噩梦	1	2	3	

总分：

填表注意事项：上面的 20 条文字，请仔细阅读每一条，然后根据您最近一星期的实际感觉，在适当的圈内打"√"。

参考文献

1. 卫生部、民政部、公安部、中国残疾人联合会：《中国精神卫生工作规划（2002~2010年）》，2002
2. 张明园主编．精神科评定量表手册．第2版．长沙：湖南科学技术出版社，1999
3. 沈渔邨主编．精神病学．第4版．北京：人民卫生出版社，2005
4. 徐韬园主编．现代精神医学．上海：上海医科大学出版社，2000
5. 江开达主编．精神医学新概念．第2版．上海：复旦大学出版社，2004
6. 江开达主编．精神病学．北京：人民卫生出版社，2005
7. 朱紫青，季建林，肖世富主编．抑郁障碍诊疗关键．南京：江苏科学技术出版社，2003
8. 杜亚松主编．儿童心理障碍治疗学．上海：上海科学技术出版社，2005
9. American Psychiatric Association. Practice Guideline for the Treatment of Patients with Major Depressive Disorder (revision). Am J Psychiatry, 2000, 154 (4 suppl): 1-45
10. American Psychiatric Association. Practice Guideline for the assessment and treatment of patients with suicidal behaviors. Am J Psychiatry, 2003, 160 (11 suppl): 1-60
11. Food and Drug Administration: Labeling Change Request Letter for Antidepressant Medications, 2004
12. Schatzberg AF, Nemeroff CB. Textbook of Psychopharmacology, Third Edition. Washington, DC: The American Psychiatric Publishing, Inc, 2004

13. Newman TB. A Black-box warning for antidepressants in children? N Engl J Med, 2004, 351 (16): 1595-1598
14. Grunebaum MF, Ellis SP, Li S, et al. Antidepressants and suicide risk in the United States, 1985-1999, J Clin Psychiatry, 2004, 65 (11): 1456-1462
15. Conway CR, McGuire JM, Baram VY. Nefazodone-induced liver failure, J Clin Psychuphamacol, 2004, 24: 353-354
16. Burke WJ, Gergel I, Bose A. Fixed-dose trial of the single isomer SSRI escitalopram in depressed outpatients. J Clin Psuchiatry, 2002, 63 (4): 331-336
17. Blier P. Pharmacology of rapid-onset antidepressant treatment strategies. J Clin Psychiatry, 2001, 62 (suppl 15): 12-17
18. Bielski RJ, Ventura D, Chang CC. A double-blind comparison of escitalopram and venlafaxine extended release in the treatment of major depressive disorder. J Clin Psychiatry, 2004, 65 (9): 1190-1196
19. Lepola U, Wade A, Andersen HF. Do equivalent doses of escitalopram and citaiopram have similar efficacy? A pooled analsis of two positive placebo-controlled studies in major depressive disorder. Int Clin Psychopharmacol, 2004, 19: 149-155
20. David Goodman. Critical Issues in the Management of Depression. Am J Manag Care, 2000, 6 (2 supple): S26-30
21. Goldstein DJ, Lu Y, Detke MJ, et al. Duloxetine in the treatment of depression: a double-blind placebo-controlled comparison with paroxetine. J Clin Psychophamacol, 2004, 24: 389-399
22. Fava M. New approaches to the treatment of refractory depression. J Clin Psychiatry, 2000, 61 (suppl1): 26-32

23. Ghaemi SN, Gaughan s. Novel anticonvulsants. a new generation of mood stabilizers? Harv Rev Psychiatry, 2000, 8 (1): 1-7
24. Michael H. E, et al. Current Diagnosis and Treatment of Psychiatry, New York: Medical Publishing Division, 2000, 290-327
25. Stahl SM. Essential psychopharmacology. neuroscientific basis and practical applications. Second edition. Cambridge University Press. Cambridge, United Kingdom, 2000
26. Wang LS, Zhou G, Zhu B, et al. St John's wort induces both cytochrome. P450 3A4-catalyzed sulfoxidation and 2C19-dependent hydroxylation of omeprazole. Clin Phamacol Ther, 2004, 75: 191-197
27. Husain MM, Rush AJ, Fink M, et al. Speed of response and remission in major depressive disorder with acute electroconvulsive therapy (ECT): a Consortium for Research in ECT (CORE) report, 2004, 57: 438-444
28. Pampallona S, Bollini P, Tibaldi G, Kupelnick J, et al. Combined phamacotherapy and psychological treatment for depression: a systematic review. Arch Gen Psyiatry, 2004, 61: 714-719
29. Lepine JP, Caillard V, Bisserbe JC, et al. A randomized, placebo-controlled trial of sertraline for prophylactic treatment of highly recurrent major depressive disorder. Am J Psychitry, 2004, 161: 836-842
30. Petersen T, Harley R, Papakostas GI, et al. Continuation cognitive-behavioural therapy maintains attributional style improvement in depressed patients responding acutely to fluoxetine. Psychil Med, 2004, 34: 555-561

31. Scott J, Palmer S, Paykel E, et al. Use of cognitive therapy for relapse prevention in chronic depression: cost-effectiveness study. Br J Psychiatry, 2003, 182: 221-227
32. Joyce PR, Mulder RT, Luty SE, et al. A differential response to nortriptyline and fluoxetine in melancholic depression: the importance of age and gender. Acta Psychiatr Scand, 2003, 108: 20-23
33. Nelson JC, Mazure CM, Jatlow PI, et al. Combining norepinephrine and serotonin reuptake inhibition mechanisms for treatment of depression: a double-blind, randomized study. Biol Psychiatry, 2004, 55: 296-300